Constanze Geers

Farbe bekennen

Die neue Methode zur Arbeit mit Aura-Soma und Kinesiologie

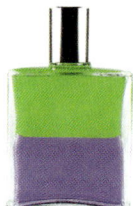

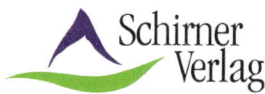

ISBN 978-3-89767-399-1

Constanze Geers:
Farbe bekennen
Die neue Methode zur Arbeit
mit Aura-Soma und Kinesiologie
Copyright © 2009
Schirner Verlag, Darmstadt

Umschlag: Murat Karaçay
Fotografien: Karin Scheuer, Cochem
Abbildung der Equilibrium-Flaschen und des
Chakra-Menschen: Bildnutzung mit freund-
licher Genehmigung der Camelot, Colour &
Light Farb- und Duftessenzen GmbH,
www.camelot-cl.de
Redaktion: Katja Hiller
Satz: Sebastian Carl, Amerang
Herstellung: Reyhani Druck & Verlag,
Darmstadt

www.schirner.com

1. Auflage 2009

Inhalt

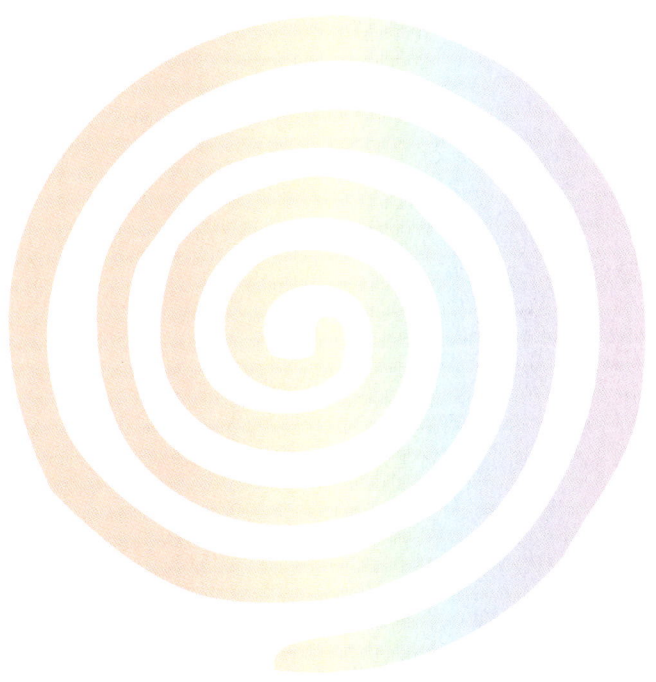

»Nichts gibt Sicherheit außer der Wahrheit.

Nichts gibt Ruhe als das ehrliche Suchen nach der Wahrheit.«

Blaise Pascal

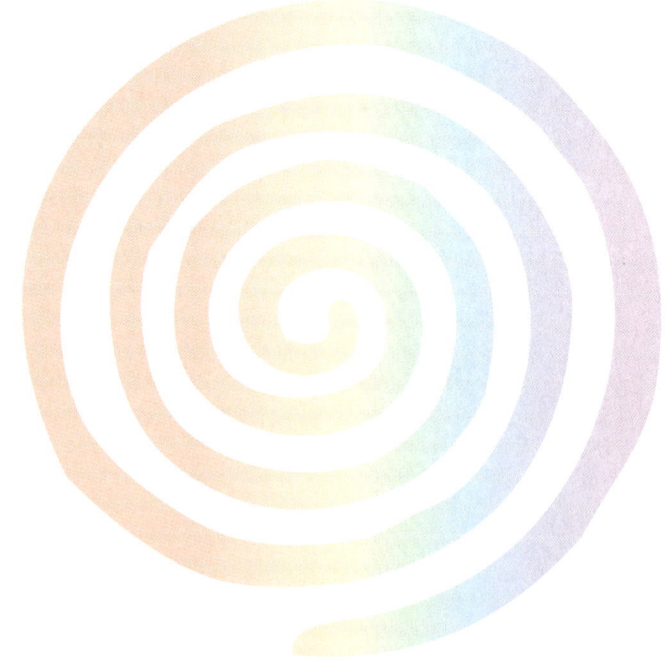

Vorwort

Mit dem Buch *Farbe bekennen* ist die einmalige Synthese von Aura-Soma und Kinesiologie gelungen – zwei Systemen, die sich auf die natürliche Körperintelligenz beziehen, einen der größten Schätze, die jeder Mensch sein Eigen nennen kann. Bei der Anwendung dieser neuen Methode setzt man die selbstregulativen Mechanismen des menschlichen Körpers in Gang. Ein gesteigertes Wohlbefinden und eine verbesserte Lebensqualität stellen sich ein. Im übertragenen Sinne steht hinter der Verbindung von Kinesiologie und Aura-Soma die Beziehung von BeWEGung und Licht – Licht auf die Dinge zu werfen, die uns auf unserem Weg durch das Leben unbeWEGlich machen, und auf die Dinge, die unser Inneres beWEGen ...

Aus dem Ursprung ihrer persönlichen wie beruflichen Erfahrung mit Aura-Soma und Kinesiologie erinnert Constanze Geers mit diesem Buch an die eigenen Fähigkeiten, selbstbestimmt das individuelle Wohlsein zu gestalten. Sie weist Sie, liebe Leser, darauf hin, dass die Weisheit Ihres Körpers der WEGweiser durch Ihr Leben sein kann. Dieses Buch gibt Ihnen vielfältige Möglichkeiten, sich mit der Intelligenz des Körpers anzufreunden und vor allem ihr zu vertrauen.

Im Namen von Aura-Soma danke ich Constanze Geers für ihren Beitrag, Aura-Soma den Menschen nahezubringen, und dem Schirner Verlag, dass ich diese Zeilen dem Buch voranstellen durfte.

Iris Rebilas, Aura-Soma Deutschland

Einleitung

Das Buch und seine Geschichte

Als ich kurz nach meinem 40. Geburtstag eines Nachts aufwachte und sich alles um mich herum drehte, dachte ich, dass alles vorbei sei. Wochenlang war mein Gleichgewichtssinn gestört, immer wieder überfielen mich Schwindelanfälle und Panikattacken, die in mir extreme Ängste hervorriefen. Ich überlegte sogar, ob ich mich in eine psychiatrische Behandlung begeben sollte. Seit vielen Jahren beschäftige ich mich mit ganzheitlichen natürlichen Heilmethoden und der feinstofflichen Welt. Geistheilung ist mein Spezialgebiet geworden. Ich hatte verschiedene Heilmethoden erlernt, damit ich anderen Menschen helfen konnte. Aber plötzlich musste ich meine Praxis schließen, in der ich seit vielen Jahren ganzheitliche kosmetische Behandlungen und Aura-Soma Beratungen anbot sowie kinesiologische Balancen durchführte. Ich war zutiefst verzweifelt darüber, nicht mehr meiner Arbeit nachgehen zu können; der Arbeit, von der ich so überzeugt bin. Wie sollte ich andere Menschen begleiten und ihnen helfen, wenn ich nicht einmal mir selbst helfen konnte? War dieser Geistheilgedanke doch nur Humbug? Hatte mich das alles jetzt verrückt werden lassen? Unterschiedliche therapeutische Ansätze konnten mir nur helfen, mit den Beschwerden zu leben. Aber ich wollte wieder gesund werden. Ich zweifelte an mir selbst und an meiner Lebenseinstellung. Ich war nicht einmal mehr in der Lage, in meinen Behandlungsraum zu gehen, weil ich die Erinnerungen scheute.

Eines Tages führte mich mein damals elfjähriger Sohn in meinen Behandlungsraum. Er sagte: »Mama, das kann doch nicht alles falsch gewesen sein.« Danach verließ er das Zimmer. Auf meinen Schreibtisch hatte er eine Aura-Soma Equilibrium-Flasche, die er ausgesucht hatte, gestellt und einige Engelkarten verteilt. Ich saß in meinem Raum, starrte auf die Aura-Soma Flasche, und mir kamen die Tränen. Plötzlich tauchten Bilder und Erinnerungen an meine Kindheit auf. Ich sah mich völlig verschreckt, unsicher und ängstlich, weil meine Eltern sich gerade über ihre Schwierigkeiten mit mir gestritten hatten. Doch dann erkannte ich die Botschaft der Farbkombination der Aura-Soma Flasche, die mein Sohn für mich ausgesucht hatte. Sie war so passend, dass ich es kaum fassen konnte: Da ich mich häufig von meinen Eltern abgelehnt fühlte, neigte ich dazu, mich ständig selbst zu kritisieren. Dieses Verhalten ging sogar so weit, dass ich mir selbst meine Kraft raubte und sich in mir ein allgemeines, körperliches Schwächegefühl ausbreitete. Dies beschrieb genau meine Situation, diese Information erhielt ich durch die Farbkombination der Aura-Soma Flasche. Das Eindrucksvollste und Neue war, dass mir plötzlich Erinnerungen als innere Bilder erschienen und ich die Farben der Flaschen nicht wie gewohnt deutete. Die inneren Bilder zeigten mir, worum es ging.

Spontan begann ich, eine kinesiologische Übung und eine kreative Visualisierung durchzuführen. Durch diese Korrekturen wurde mir klar, dass ich grundsätzlich kein Wunschkind war. Ich wurde in einer Zeit geboren, in der meine Eltern große Geldprobleme und Existenzängste hatten. Auch diese Bilder sah ich, während ich die Aura-Soma Flasche betrachtete. Ich sah mich als Embryo im Mutterleib bedroht... Durch meine Übungen hatte ich die Blockade aufgelöst, die mich in meinen Selbstzweifeln festhielt. Mir ging es nach der Selbstbehandlung seelisch wieder so gut, dass ich diese Art, an mir selbst und mit mir selbst zu arbeiten, weiterführen wollte. Ich konnte mich so von dem extremen Schwindel, den Ängsten und den Panikanfällen, unter denen ich gelitten hatte, befreien. Durch dieses Erlebnis erfuhr ich am eigenen Leib, dass Selbstheilung möglich ist. Die bedingungslose Annahme der inneren Bilder führte mich in eine enorme Leichtigkeit und zu mir selbst zurück. Ich erkannte, dass diese einfache Methode Heilung bewirkt. »Einfach-Sein« bedeutet für mich, sich wenig Gedanken darüber zu machen, was und wie wir etwas tun, sondern zu vertrauen. »Einfach-Sein« meint, mehr Vertrauen in sich selbst zu haben und mit gelernten Verhaltensweisen und Autoritäten zu brechen. Ich habe lernen dürfen, »einfach zu sein« und die inneren Bilder, Gefühle und Gedanken bedingungslos anzunehmen, auch wenn sie auf den ersten Blick unglaubwürdig erscheinen. Ich lernte auch, dass alles in meiner Umwelt ein Spiegel meiner selbst ist. Ich erkannte, dass ich mich selbst belog: Statt auf meine Wahrnehmungen zu hören, die mir seit meiner frühen Jugend in Form von inneren Bildern erschienen, ließ ich mich eher von Vernunft und Angst leiten. Ich passte mich an.

Emotional aufwühlende Situationen oder Krisenzeiten wollen uns deutlich machen, dass wir selbst etwas tun, was uns schadet. Dies können Dinge sein, von denen wir überzeugt sind, dass sie richtig sind. Aber auf einer tieferen, unbewussten Ebene verletzen wir uns damit selbst und auch unsere Mitmenschen. Es sind nicht immer »die anderen«, die uns verletzen, oder »die Umstände«, die uns das Leben schwer machen. Wenn wir ehrlich zu uns selbst sind, dann befinden wir uns bereits auf dem Weg der Heilung. Durch die Flaschenwahl meines Sohnes habe ich ein großes Geschenk erhalten. Die inneren Bilder erzählen mir die wahre Geschichte eines Problems. So tauchte eines Tages die Botschaft auf, dass ich dieses Buch schreiben und die zu den Farben passenden Bilder formulieren soll, sodass viele Menschen zu ihren eigenen Erinnerungen zurückfinden können. Es ist mein Herzenswunsch geworden, vielen Menschen Mut zu machen. Jeder kann es lernen, sich selbst zu helfen. Seien Sie einfach ehrlich zu sich selbst. Befragen und genießen Sie die Farben der Aura-Soma Equilibrium-Flaschen und ihre Düfte. So erhalten auch Sie Ihre eigenen Bilder und Botschaften, die Ihnen wahre Helfer in einer persönlichen Krise sind. Der Wille zur Hingabe an das Gute in uns und die Absicht, Reinheit in Gedanken und Handlungen zu bringen, birgt Heilenergie in sich. Zusammenhänge werden erkannt und »Zufälle« werden plötzlich wichtige Hinweise. Tiefe Dankbarkeit entsteht.

Raus mit der Wahrheit

Sich auf den Weg der Wahrheit zu begeben oder die Wahrheit ans Licht zu bringen ist nicht immer angenehm. Wir scheuen uns oft vor der Wahrheit, weil wir Angst davor haben, etwas zu erfahren, was unserer Vorstellung von uns selbst nicht entsprechen könnte. Die Befürchtung, die Sicherheit und die Orientierung zu verlieren, ist meistens der Grund, warum wir wenig hinterfragen und in Gewohnheiten verhaftet bleiben. Doch ist es nicht ein Zeichen der eigenen Unsicherheit, wenn wir es vermeiden, uns selbst zu hinterfragen? Wenn wir Angst davor haben, dass die Wahrheit etwas zerstören könnte, zeigt dies nur, dass wir im Grunde unseres Herzens zweifeln. In dem Sinne kann es durchaus heilsam sein, sich der Angst zu stellen, um danach wahrhaftiger und gesünder zu leben.

Wenn wir also ehrlich sind, kennen wir uns oft selbst nicht gut genug. Aber was bedeutet es, sich selbst zu kennen? Die Wahrheit ist mehr, als nicht zu lügen, und mehr, als alles zu erzählen. Die Wahrheit ist auch mehr, als »richtig« zu antworten. Die Wahrheit, von der in diesem Buch die Rede ist, ist vergleichbar mit der Wahrheit, wie sie der Dalai-Lama lebt. Er ist wahrhaftig. Er gähnt in der Öffentlichkeit, wenn ihm danach ist. Er macht es sich bequem, sodass er entspannt »sein« kann. Wahrheit ist »einfach-sein«.

Seien Sie mutig und ehrlich zu sich selbst. Hinterfragen Sie Ihre Verhaltensweisen und Gefühle, und beginnen Sie, natürlich, authentisch und gesund zu leben.

Was ist die »persönliche Wahrheit«?

Der Erfolgsautor, Persönlichkeitstrainer und mehrfache Millionär T. Harv Eker betont in seinem Buch *So denken Millionäre* die Bedeutung einer Formel, die unsere Wirklichkeit bestimmt. Dieses Gesetz bestimmt nicht nur unser finanzielles Verhaltensmuster, sondern auch unsere Gefühle und unser Leben.

Die bewährte Formel lautet: Gedanken führen zu Gefühlen, Gefühle führen zu Handlungen, und Handlungen führen zu Ergebnissen.

Unsere Lebensumstände und unsere Realität spiegeln unsere Denkweise wider. Die negativen und einschränkenden Gedankengänge machen uns oft unzufrieden oder sogar krank. Wir entdecken sie, wenn wir verstehen, wie sie entstanden sind.

Unsere Verhaltensmuster basieren auf der Programmierung, die wir als kleines Kind erfahren haben. Wir lernten meistens durch schmerzhafte Erfahrungen und Angst, wie und was wir zu denken und zu glauben haben. Dann ging es uns gut, und wir bekamen, was wir brauchten. Diese »erlernten« Gedanken sind unsere eigene persönliche Wahrheit. Sie bestimmen unser Glaubensmuster, unsere tiefen persönlichen Überzeugungen und unsere Mentalität. Aber meistens unterdrücken wir dabei unsere Bedürfnisse.

Unter dem Begriff Mentalität verstehen wir eine bestimmte Eigenart, wie eine Gemeinschaft oder eine Person denkt oder handelt. Mentalität – so glauben wir – ist etwas, was man nicht ändern kann, etwas Vererbtes. Tatsächlich ist Mentalität zuerst einmal die Art und Weise, wie wir denken, fühlen und handeln, unsere persönliche Wahrheit also. Diese Mentalität zu entdecken, ist eine große Hilfe beim Verständnis von persönlichen Krisen. Bei der Selbstbehandlung verändern wir unsere Denkweise vom einschränkenden Denken ins produktive Denken. Pessimistische und erfolglose Menschen beispielsweise sollten herausfinden, welche Lebenssituationen dieses Verhalten verursacht hat. Durch die gezielte Arbeit an dieser Situation bekommt man Klarheit über sich selbst, seine Bedürfnisse und seine unterdrückten Eigenschaften. Ein aktives Kind etwa muss meistens lernen, diese Eigenschaft zu unterdrücken, damit es andere Menschen nicht stört. Als Erwachsener fühlt sich diese Person häufig völlig erschöpft und kraftlos. Es kostet sie viel Energie, den inneren Antrieb unbewusst zurückzuhalten. Das Leben in einer Gesellschaft erfordert das Erlernen und das Einhalten bestimmter Regeln. Wenn wir herausfinden, wie wir eine Regel erlernt haben, können wir Probleme oder emotionale Belastungen auflösen. Was haben wir als Kind erlebt, dass unser Denken uns manchmal eher einengt, uns Angst macht und Stress bereitet? Wenn wir herausfinden, wie wir etwas lernten, und anschließend den empfundenen Schmerz auflösen, können wir unsere ureigene persönliche Wahrheit wieder leben, unseren wahren Bedürfnissen und Eigenschaften wieder entsprechen und frei und selbstsicher sein.

Farben geben Antworten

Farben entstehen durch die Brechung von Licht. Würde das Licht sich nicht an Materie brechen, dann wäre alles gleich hell. Ein Gegenstand wird für uns nur sichtbar, weil er sich in einer Farbe zeigt. Diese Wirkung entsteht, weil das Licht sich auf seiner Oberfläche bricht. In welcher Farbe wir einen Gegenstand wahrnehmen, bestimmt seine Beschaffenheit und seine Oberflächenstruktur. Er reflektiert nur einen ganz bestimmten Schwingungsanteil des Lichtes. Das Gehirn reagiert auf diese unterschiedlichen Farbfrequenzen. Farben lösen Gefühle aus, und es finden sogar körperliche Reaktionen statt. Blinde Menschen spüren beispielsweise Farben durch ihre Körperreaktionen. In roten Räumen steigt der Blutdruck an, in blauen sinkt er. In psychologischen Behandlungen werden Farben gezielt als Farbbestrahlung verwendet, z. B. bei depressiven Menschen. Wenn Farben also auf unser Gemüt einwirken, haben sie auch immer eine Botschaft für uns. Fühlen wir uns von einer Farbe »angesprochen«, dann will sie uns etwas »mitteilen«. Sobald wir unsere Aufmerksamkeit auf eine Farbe richten und uns für eine Farbe entscheiden, weil sie uns »anspricht« oder »zusagt«, gehen wir eine Kommunikation mit ihr ein. Farben können »sprechen«. Es ist ein großes Geschenk an uns selbst, zu lernen, sie zu verstehen und ihnen zu vertrauen. Auf der Suche nach unserer Wahrheit bieten uns die selbst erwählten Farben und Farbkombinationen eine enorme Hilfe und geben uns Antworten. Sie offenbaren unser wahres Denken und Fühlen. Es muss uns nur noch gelingen, ehrlich zu uns selbst zu sein und die Botschaften der Farben anzunehmen. Dann haben wir einen großen Schritt geschafft. Wir lernen uns besser kennen, leben wahrhaftiger und können sogar heilen.

Was ist Aura-Soma?

»Du bist die Farbe, die du wählst.«

Aura-Soma ist ein inspirierendes Farbsystem, das zur Entfaltung der eigenen Persönlichkeit dient. Es besteht neben den sogenannten Pomandern und Quintessenzen aus einem Sortiment von 107 nummerierten Glasfläschchen. Jede Flasche enthält zwei, meistens andersfarbige Flüssigkeiten: Wasser und Öl. Die Essenzen enthalten Extrakte aus Kräutern und Pflanzen sowie aus Energien von Kristallen und Mineralien. Jede Flasche ist eine Synergie aus Farb-, Pflanzen-, Aroma- und Edelsteinenergie. Durch die Arbeit mit den wunderbaren Farbflakons, das Betrachten, das Auswählen und das Deuten der Farben, wird unsere geistig-seelische Ebene angesprochen. Die Essenzen werden direkt auf die Haut aufgetragen.

Die Engländerin Vicky Wall (1918–1991) empfing in erblindetem Zustand und tiefster Meditation die Kombinationen und die Inhalte der Farbessenzen. Vor ihrer Erkrankung führte sie eine kleine Fußpflegepraxis in einer Apotheke. Neben dieser Tätigkeit lernte sie auch die Herstellung von Pillen, Salben und Essenzen. Sie »fühlte« die Farben und deren Energie, konnte ihre Wahrnehmungen tatsächlich umsetzen und die Farbessenzen selbst herstellen. Die Menschen reagierten emotional sehr stark auf diese wunderbaren Farbflakons. Sie bemerkten eine positive Entwicklung ihrer Gemütsverfassung und ihrer körperlichen Beschwerden, nachdem sie begonnen hatten, die Essenzen zu benutzen. So wunderbar wie die Entstehung von Aura-Soma ist auch heute noch die Wirkung des Farbsystems. Die Balance-Öle, wie Vicky Wall sie nannte, werden heute auch als Equilibrium–Öle bezeichnet. Sie strahlen uns regelrecht an und berühren uns auf einer tiefen Ebene, sodass unser Inneres »sichtbar« wird, sobald wir eine Farbkombination auswählen. »Du bist die Farbe, die du wählst.« So sagte es Vicky Wall. Sie beschrieb mit diesem Satz das wunderbare Aura-Soma Farbsystem als Methode zur Selbsterkenntnis und Selbstentwicklung.

Die Equilibrium-Flaschen

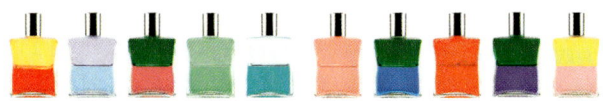

In der klassischen Aura-Soma Beratung wählen wir vier Equilibrium-Flaschen aus. Die erste Flasche offenbart unser Potenzial. Die zweite Flasche zeigt das größte Hindernis, das einer Verwirklichung des Potenzials im Wege steht. Diese Flasche verrät aber auch unsere größte Fähigkeit und Gabe. Die dritte Flasche zeigt unseren derzeitigen Stand, gemessen an unserem Potenzial. An der vierten Flasche erkennen wir unsere Zukunftsperspektive, wenn es uns gelingt, unser Potenzial zu entfalten.

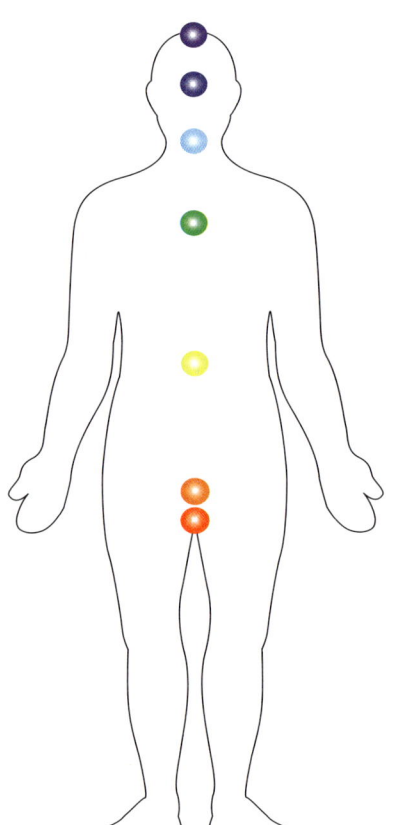

Nach der neuen Methode zur Arbeit mit den Equilibrium-Flaschen, wählen Sie nur eine Flasche aus und arbeiten gezielt mit der Aussage dieser Flasche. Die Hinweise der einzelnen Flaschen beziehen sich speziell auf die Arbeit an uns selbst, sodass wir bewusst Belastung ausgleichen können. Wenn das Bedürfnis auftaucht, die entsprechende Equilibrium-Flasche zu benutzen, sollten wir dem nachgehen. Manchmal spüren wir ein Verlangen danach, die Flasche regelrecht aufzusaugen. Dazu öffnen wir die Flasche und schütteln sie kräftig mit der linken Hand, während der Mittelfinger die Öffnung verschließt. Anschließend tragen wir das Öl auf die entsprechenden Körperbereiche, die den Chakren entsprechen (siehe Abbildung), auf. Chakren sind Energiezonen, die mit der Wellenlänge bzw. Schwingung von Farben korrespondieren. Durch das Auftragen der Flüssigkeit einer Equilibrium-Flasche können geschwächte Chakren unterstützt werden.

Die Chakren können großflächig eingerieben werden. Hände, Beine und Füße sowie das Steißbein werden mit Rot und Tiefmagenta behandelt. Gelb wird auf den Bauch, den Nierenbereich am Rücken und den Ellenbogen aufgetragen. Orange und Gold kann auf den Unterleib und auf das Kreuzbein, Türkis auf den gesamten Bereich des Halses, also auch auf das Genick, aufbegracht werden. Blau dagegen wirkt hauptsächlich auf der Stirn und Lila auf dem Kopf und im Scheitel. Grün und Rosa ist der ganze Brustbereich, inklusive des oberen Rückens. Wenn die ausgewählte Equilibrium-Flasche zwei Farben beinhaltet, ist es hilfreich, beide Komponenten zu beachten und die passenden Körperzonen mit der vermischten Flüssigkeit zu behandeln.

Die Pomander

Die Pomander sind einfarbige Farb-Duft-Essenzen. Jede Farbe hat einen eigenen Duft. Die Pomander bestehen aus einer Kombination von Aromaessenzen und 49 Kräuterextrakten. Sie dienen zur Stärkung der Aura, sodass wir uns auf eine sanfte Art geschützt fühlen. Wir benutzen die Pomander im Anschluss an die Auflösung unserer Blockaden. Wenn wir die Blockaden bearbeitet haben, geben wir drei Tropfen des jeweiligen Pomanders in die linke Handfläche und verreiben die Essenz zwischen den Händen. Danach öffnen wir die Hände und stellen uns vor, wie die entsprechende Farbe sich um unseren Körper wickelt. Wir führen die Hände um unseren Körper herum und riechen anschließend den intensiven Duft.

Die Quintessenzen

Wie die Pomander sind auch die Quintessenzen reine Farb-Duft-Essenzen, allerdings sind sie pastellfarbig. Sie bieten, ähnlich den hohen Potenzen in der Homöopathie, ebenfalls eine hohe Energieschwingung, sodass wir durch die Anwendung mit den Quintessenzen inspiriert werden. Wir haben neue Ideen und Gedanken, die uns weiterhelfen können. Die Quintessenzen sind bestimmten »Meistern« zugeordnet. Die Equilibrium-Flaschen Nr. 50 bis Nr. 64 tragen die Namen der Meister. Bei der Arbeit an uns selbst helfen uns die Quintessenzen, uns auf eine hohe energetische Ebene zu begeben und tief in das jeweilige Thema einzutauchen. Es fühlt sich für uns so an, als ob uns ein Begleiter aus der Geistwelt bei der Arbeit unterstützen würde. Es ist wunderbar, wenn wir uns diese

Meisterenergie zu Beginn der Arbeit in unsere Aura fächeln und den Duft tief aufnehmen. Jeder Aura-Soma Equilibrium-Flasche ist eine Quintessenz zugeordnet, sodass wir
immer die entsprechende Meisterenergie finden. Für das Einfächeln in die Aura gehen
wir ähnlich vor wie bei den Pomandern: Wir tragen die drei Tropfen der Quintessenz auf
die Pulsader am linken Handgelenk auf und verreiben sie mit dem entsprechenden rechten Handbereich. Danach führen wir wieder unsere Hände um den Körper und riechen
schließlich den intensiven Duft.

Die Erzengel

Die Erzengel und Engel sind Lichtkräfte, die zwischen Himmel und Erde vermitteln. Sie
sind die Boten Gottes. Wenn wir uns ihren Botschaften öffnen und sie einladen, uns zu
begleiten, knüpfen wir Kontakt mit sehr hohen Energien, die auch unser Schwingungs-
feld erhöhen. Einige Erzengelessenzen sind in Sprühfläschchen erhältlich und werden
in einem Bogen über die linke Schulter, den Kopf und die rechte Schulter in die Aura
gesprüht. Die Equilibrium-Flaschen Nr. 94 bis Nr. 106 tragen die Namen der Erzengel. Bei
der Arbeit an uns selbst nehmen wir mit einem Engel oder einem Erzengel unserer Wahl
Kontakt auf, indem wir uns den Engel bildlich vorstellen. Er erscheint vor unserem geistigen Auge und gibt uns ein Zeichen. Wenn diese Bilder erscheinen, berührt dies unser
Gemüt sehr tief, denn die Bilder sind die Brücke zu unserem höheren Selbst. Und wenn
wir den Bildern vertrauen, befinden wir uns in diesen Momenten in einer hohen Schwingungsenergie, die Geistheilung ermöglichen kann. Sobald wir eine Korrektur machen, in
der wir einen Engel rufen, ist dies ein Zeichen, dass wir Heilenergie aus der Geistwelt
empfangen dürfen.

Die Flaschenwahl

Es ist nicht erforderlich, alle 107 Aura-Soma Equilibrium-Flakons zu besitzen. Die in
diesem Buch beschriebene Selbstbehandlung lässt sich auch ausschließlich mit der aus-
klappbaren Übersicht der Flaschen, die Sie am Endes des Buches finden, durchführen.
Nutzen Sie sie zur Flaschenwahl.

Da jede erwählte Aura-Soma Farbkombination eine Information für uns hat, haben
wir auch immer Kontakt mit der Energie der Farbflaschen. Für unsere Sinne ist es jedoch
wesentlich schöner, die Essenzen zu riechen, die Equilibrium-Flaschen zu sehen und sie

zu benutzen. Sie strahlen etwas Lebendiges aus, das unserer Seele einfach guttut. In einem Laden, in dem die Aura-Soma Produkte verkauft werden, oder bei einem Aura-Soma Berater ist es jederzeit möglich, die Flaschen zu betrachten. Natürlich ist es sehr hilfreich, zuerst eine Aura-Soma Beratung zu bekommen und dann mit einer bestimmten Equilibrium-Flasche zu Hause zu arbeiten. So können wir nach der Beratung das Problem und die Ursache bewusst bearbeiten und Blockaden lösen. In jedem Fall ist es vorteilhaft, diese Equilibrium-Flasche und eventuell auch einen Pomander, eine Quintessenz oder eine Erzengelessenz in der nächsten Zeit zu benutzen. So balancieren wir das Thema auf der feinstofflichen Ebene aus. Wir finden die für uns richtigen Essenzen, wenn wir der Empfehlung unseres Beraters folgen oder den kinesiologischen Muskeltest anwenden. Oder wir verlassen uns auf das Zufallsprinzip. Wir stellen uns vor die Flaschen, schließen die Augen und bitten darum, die richtige Flasche zu sehen. Anschließend öffnen wir die Augen und schauen auf eine Essenz. Wir können sicher sein, dass uns die Leichtigkeit und unser Vertrauen bei der Wahl helfen. Dieses Prinzip lässt sich auch bei der Arbeit mit diesem Buch verwenden. Wir blicken einfach in die Übersicht der Flaschen am Ende des Buches und wählen die richtige Flasche aus.

Die Methode

Eine Einführung in die neue Methode

Negative Überzeugungen, Glaubenssätze und Denkweisen, wie z. B. »Ich bin nicht gut genug« oder »Ich werde abgelehnt und bin unwichtig«, entstehen durch schmerzhafte Erlebnisse. Diese Erlebnisse, auch wenn sie sehr lange zurückliegen, beeinflussen uns. Wir fühlen uns unwohl und unsicher. Entscheidungen und Handlungen, die aus dieser Grundhaltung heraus erfolgen, bleiben häufig erfolglos, denn wir erwarten diesen Ausgang bereits. Beispielsweise erwarten wir, nicht wahrgenommen oder sogar abgelehnt zu werden.

Mit der neuen Methode, die ich Ihnen in diesem Buch beschreibe, lässt sich herausfinden, welche Verbindung zwischen einem aktuell belastenden Thema und einem Erlebnis in der Vergangenheit besteht. Das Lebensalter, in dem sich das prägende Erlebnis einst ereignet hat, ergibt sich aus den Quersummen der Nummer der erwählten Aura-Soma Equilibrium-Flasche. Die Flasche Nr. 47 beispielsweise verweist demnach sowohl auf das elfte Lebensjahr als auch auf das zweite Lebensjahr. Flaschen, die wie etwa die Nummer 30 die Endziffer Null beinhalten, verzweisen mit ihrer Quersumme sowohl auf ein Lebensalter (Ziffer Drei für das dritte Lebensjahr) und immer auch auf die Zeit der Schwangerschaft (Ziffer Null). Wir versuchen, uns an Erlebnisse aus einem dieser Jahre zu erinnern. Da wir bereits durch Ereignisse in den ersten Lebensjahren geprägt werden, ist es auch hilfreich, sich so weit zurückzuerinnern. Das Ziel der Arbeit bleibt es, die damals geprägten negativen Gedankengänge umzuprogrammieren. Die Umprogrammierung geschieht am Ende der Selbstbehandlung durch die Übung »Liegende Acht«.

Die Selbstbehandlung beginnt immer mit der Suche nach unserem negativen Glaubenssatz, den wir leicht finden, wenn wir uns an eine bestimmte Situation in unserer Kindheit erinnern. Im Selbstbehandlungsprogramm suchen Sie Ihren negativen Glaubenssatz immer dann, wenn an einer Stelle der folgende Satz auftaucht:

Welcher negative Satz, der mit »Ich muss...« beginnt, fällt Ihnen zu dieser Situation ein?

Durch die Beantwortung dieser Frage erhalten wir häufig ein »Aha-Erlebnis«, weil wir erkennen, warum wir in einem bestimmten Problem feststecken.

Besonders wichtig ist es, im zweiten Schritt des Programms einen neuen, positiven Satz zu finden. Er sollte uns spontan nach der Korrektur einfallen. Im Programm ist diese Stelle mit dem folgenden Satz gekennzeichnet:

Schreiben Sie einen positiven Satz auf, der Ihnen direkt nach der Korrektur einfällt und mit »Ich bin...« beginnt.

Diese positiven Sätze müssen nicht lang oder kompliziert sein. Einfache Aussagen, wie z. B. »Ich bin frei«, »Ich bin fröhlich und strahle«, »Ich bin selbstbewusst« oder »Ich bin total entspannt«, sind ausreichend. Wir dürfen uns auch mutig den Satz »Ich bin eine Königin« einprägen, wenn wir uns nach einer Korrektur als Königin gesehen haben. Wir sollten alles annehmen, was uns spontan einfällt, denn dies sind die richtigen Sätze und Bilder für uns. Die farbenfrohen Aura-Soma Flaschen machen die Selbstbehandlung zu einem sinnlichen Erlebnis. Es ist eine Methode, bei welcher der Körper, der Geist und die Seele zusammenarbeiten. Langfristig werden wir »selbst«-bewusst und können dadurch gesunden. Der Körper wird in den kinesiologischen Korrekturen beachtet, die Seele wird über die Farben angesprochen, und der Geist wird aktiv, wenn wir verstehen, warum wir in einem Problem feststecken.

Ein Praxisbeispiel

Eine Frau fühlt sich nach der Scheidung von ihrem Mann unfähig, allein genug Geld zu verdienen und ihr Leben zu bestreiten. Sie ist oft nicht einmal in der Lage, irgendetwas zu beginnen. Das morgendliche Aufstehen und vermeintlich normale Tätigkeiten fallen ihr seit der Scheidung sehr schwer. Die ärztliche Diagnose ist: Depression. Während einer Sitzung in meiner Praxis erhielt die Frau Botschaften der Equilibrium-Flasche Nr. 4. Sie erinnerte sich, dass sie sehr früh in den Kindergarten geschickt wurde. Sie war damals noch keine zwei Jahre alt und das jüngste Kind in der Gruppe. Aus diesem Grund erlebte sie vom ersten Tag an, dass die älteren Kinder viel »besser« spielen, malen oder turnen konnten. Es ärgerte sie am meisten, dass die anderen Kinder auch leichter ihr Spielzeug ergatterten.

Negative Glaubenssätze wie »Ich bin zu schwach«, »Ich kann nichts und habe keine Chance« oder »Ich bin nicht gewollt« entwickeln sich in dieser Ausgangssituation sehr schnell, und ein innerer Lernprozess setzt ein. Das Kind sucht den Kontakt mit den Erzieherinnen, damit es bekommt, was es will. Die Erzieherinnen helfen immer wieder oder besorgen das Spielzeug, damit »die Kleine« auch einmal spielen darf. Schon ist der Glaubenssatz entstanden: »Ich muss nur lieb und nett sein, dann erledigen andere Menschen etwas für mich.« Das Kind hat gelernt, das zu erhalten, was es will. Es sucht sich Hilfe oder Schutz bei anderen Menschen. Die Glaubenssätze »Ich kann nichts« und »Andere regeln die Dinge für mich« sind dadurch entstanden, dass Gefühle an ein Erlebnis gekoppelt waren. Die neuen Glaubenssätze wurden zu einer Überzeugung des Kindes und bestimmten sein weiteres Leben und Handeln.

Auch als Erwachsene versteht die Frau, sich hilflos darzustellen und beliebt zu machen, damit andere Menschen aus Mitleid schwierige Dinge für sie regeln. Doch ihr Mann steht nach der Scheidung nicht mehr zur Verfügung. Bei der Visualisierung im Verlauf der Behandlung erinnert sich die Klientin an ein Bild. Ihre Mutter brachte sie meistens zu spät in den Kindergarten. Bei genauer Betrachtung zeigt sich aber die Brisanz des ständigen Zu-spät-Kommens: Es lag gar nicht an der Unfähigkeit des Kindes, sich gegen andere Kinder durchzusetzen – es hatte oft keine Chance, an das Spielzeug zu kommen, weil es immer zu spät kam. In der kreativen Visualisierung löste meine Klientin nun dieses Bild auf. Sie stellte sich vor, vor den anderen Kindern im Kindergarten zu sein, und konnte sich ihr Lieblingsspielzeug auswählen. Durch die Änderung des negativen Bildes entwickelte sich der positive Glaubenssatz: »Ich bin da!« Dieser Satz bewirkte, dass die Klientin wieder »lebte«. Sie konnte wieder ihren Alltag bewältigen und ging zuversichtlich auf Arbeitsangebote ein. Heute ist die Frau wieder selbstständig und optimistisch.

Die Frau dachte, dass sie zu klein oder unfähig sei. Das war ihre persönliche Wahrheit. Durch die Korrekturen wurden diese einschränkenden Gedanken verändert. Ihre persönliche Wahrheit nach der Veränderung ist, dass sie sich wieder auf Dinge freuen kann und sich präsent fühlt.

Die Kraft der eigenen Fantasie

Die Arbeit mit den eigenen inneren Bildern gilt in der Psychologie mittlerweile als Königsweg der Therapieformen. Unsere Vorstellungen und Bilder, die im Zusammenhang mit den Informationen der ausgewählten Farben auftauchen, verbinden uns direkt mit unserem Unterbewusstsein. Innere Bilder sind Symbole, die uns auf einer tiefen seelischen Ebene verschlüsselte Botschaften übermitteln. Sie können aber auch regulierend wirken wie ein Traum. Viele Menschen neigen dazu, die Arbeit mit der eigenen Fantasie nicht ernst zu nehmen. Sie ignorieren damit, dass die Arbeit mit den Fantasievorstellungen Lösungen für ganz »reale« Probleme liefern kann. Auch wenn wir nicht sofort den Zusammenhang der inneren Bilder mit dem aktuellen Problem erkennen, regulieren die Bilder unsere innere Negativität. Nachdem wir mit den positiven Fantasievorstellungen gearbeitet haben, spüren wir z. B. eine Leichtigkeit und ein Gefühl der Befreiung. Die Kraft unserer inneren Bilder und Vorstellungen können wir auch körperlich spüren, z. B. beim autogenen Training. Allein durch die Vorstellung einer schönen Landschaft können wir tief entspannen.

Aus diesem Grund arbeiten wir bei unserer Selbstbehandlung ganz gezielt mit der Fantasie. Sie hilft uns vor allem dann, wenn wir auf bestimmte Fragen an uns selbst keine Kindheitserinnerungen haben, weil wir vielleicht noch sehr jung waren oder uns sogar noch im Mutterleib befanden. In solchen Fällen denken wir uns einfach etwas aus, wir lassen unserer Fantasie freien Lauf. Wir sollten unsere Ideen bedingungslos annehmen und mit ihnen arbeiten, denn das ist der wahre Kern unserer Kraft. Es ist nicht wichtig, ob die Situationen tatsächlich so geschehen sind, sondern es geht ausschließlich um die eigenen Vorstellungen und unseren Weg, Negatives in Positives zu verändern. Mit der Selbstbehandlung trainieren wir unsere Intuition, die wir nicht mit spontanen Gefühlen verwechseln sollten. Doch das sogenannte Bauchgefühl oder die »innere Stimme« sind sehr tückisch, denn hier treten oft Gefühle und Erlebnisse aus unserer Vergangenheit in den Vordergrund. Wir können uns auf unsere Intuition verlassen, wenn eine Synchronisation der Gehirnhälften stattgefunden hat. Dies geschieht, wenn wir die kinesiologischen Übungen und Visualisierungen durchführen. Vielleicht müssen wir zu Beginn des Programms etwas üben, aber es ist wichtig, die spontanen Gedanken und Vorstellungen zuzulassen. Der Zusammenhang zwischen einem aktuellen Problem und den Bildern, die nach der Wahl einer Equilibrium-Flasche auftauchen, ist nicht immer verständlich oder logisch. Doch durch einfaches Vertrauen in die inneren Bilder können wir uns von negativen Gefühlen wie Angst, Wut, Neid oder Eifersucht befreien.

Die Befreiung durch Kinesiologie

Kinesiologie ist die Lehre von den Bewegungsabläufen. Kinesiologische Körperübungen sind Bewegungen, die eine Verbindung zwischen der linken und der rechten Gehirnhälfte und somit eine Harmonisierung der Arbeit des Gehirns herbeiführen. Aber auch die Arbeit mit Visualisierungen bewirkt eine solche Harmonisierung.

Die beiden Gehirnhälften arbeiten zusammen, wenn wir ausgeglichen und entspannt sind sowie klar und konzentriert denken und handeln können. Jede Hemisphäre hat spezifische Aufgaben. Die rechte Gehirnhälfte ist die »gefühlsbetonte«, die linke ist die »rationale«. Der rechten Gehirnhälfte wird die Kreativität zugeordnet. Wir haben Ideen und können uns auf Sinnliches einlassen. Die linke Gehirnhälfte sorgt dafür, dass wir bewusst und überlegt handeln, also die Vernunft und das logische Denken »einschalten«. Durch kinesiologische Übungen und Bewegungen erhält das Gehirn Impulse, welche die Zusammenarbeit beider Hemisphären stimuliert. Im Alltag neigen wir dazu, entweder übermäßig gefühlsbetont oder vernünftig zu handeln. Dieses Verhalten finden wir vor allem in Stresssituationen, wenn die linke, rationale Gehirnhälfte das Denken dominiert. Dieser natürliche und evolutionsbedingte Zustand hilft uns, in schwierigen Situationen enorme Kräfte aufzubringen. Doch in unserem Alltag müssen wir nicht mehr um das physische Überleben kämpfen, sondern der emotionale Stress bestimmt uns. Angst oder Leistungsdruck verhindern, dass wir klar denken, reden und entscheiden können. Wenn die rechte Gehirnhälfte nicht stark mitarbeitet, sind die ganzheitliche Wahrnehmung und das bildhafte Denken stark eingeschränkt. In solchen Situationen funktioniert unsere Vorstellungskraft nicht ausreichend, und der Ideenreichtum ist blockiert. Außerdem können wir uns nicht mehr entspannen. Anforderungen, die an uns gestellt werden, können wir nur schwer bewältigen. Unsere Leichtigkeit geht verloren, wenn wir an Anforderungen oder Problemlösungen vernunftorientiert arbeiten. Wenn wir kinesiologische Übungen genau in dem Moment durchführen, in dem wir uns an eine gestresste Situation erinnern oder unter Gefühlsstress stehen, erreichen wir eine Synchronisation der beiden Gehirnhälften. Wir entspannen, können wieder klar denken und in der Visualisierung Situationen aus der Vergangenheit korrigieren.

Die kinesiologischen Korrekturen über den Körper dienen auch dazu, Bewusstsein in bestimmte Funktionen und Bereiche des Körpers zu leiten. Das Bewusstsein ist wie Licht, das alles erwärmt, erhellt und erleichtert. Gefühlsstress, der in den Zellen gespeichert ist, wird gelöst, wenn wir uns auf eine Übung und die entsprechende Körperstelle konzentrieren. Bei der kinesiologischen Arbeit werden Muskeltests durchgeführt. Hierbei testet man nicht die Stärke oder Kraft, sondern die Energie, mit welcher der Muskel arbeitet. Die kinesiologische Grundannahme lautet: Emotionaler Stress ist in den Zellen gespeichert und somit abrufbar. Steht die Testperson unter Stress, besonders unter emotionalem Stress, wird der getestete Muskel schwach und kann dem Druck nicht standhalten. Kinesiologen arbeiten mit dieser Methode, um negative und vor allem unbewusste Gedankenstrukturen zu erfassen. Sie können aber auch austesten, ob eine Substanz oder eine Arznei dem Körper schadet oder hilft. Wenn wir das Mittel in die Hand nehmen oder seinen Namen aussprechen, zeigt unser Körper an, wie es auf uns wirkt. Auch bei der Selbstbehandlung mit den Botschaften der Aura-Soma Equilibrium-Flaschen kann der kinesiologische Test helfen, eine passende Flasche zu finden.

Der Ablauf der Selbstbehandlung

Die von uns ausgewählte Aura-Soma Equilibrium-Flasche zeigt uns, wie wir leben wollen, aber wegen unserer momentanen Belastung nicht leben können. Die Farbkombination ist der Schlüssel, mit dem wir die Tür zu unserem Potenzial öffnen können. Wir möchten etwas beenden, was uns emotional belastet, damit wir uns wieder auf unsere Wahrheit und unser Potenzial konzentrieren können. Nur so werden wir den Anforderungen des Lebens gerecht, anstatt den Mitmenschen gegenüber ungerecht zu sein oder selbst zu erkranken. Wir sollten immer bedenken, dass unsere Mitmenschen und unangenehme, emotional belastende Situationen ein Spiegel für uns sind. Sobald wir emotional auf etwas reagieren, haben wir dieses Thema selbst noch nicht verarbeitet.

Vor Beginn jeder Behandlung ist es wichtig, dass wir uns für die Selbstarbeit zurückziehen. Entspannungsmusik und Kerzenlicht sorgen für eine meditative Stimmung und aktivieren die rechte Gehirnhälfte. So fällt es uns leichter, uns fallen zu lassen und unseren Vorstellungen und Ideen zu vertrauen. Betrachten Sie die Equilibrium-Flaschen am Ende des Buches, und konzentrieren Sie sich auf eine emotionale Belastung. Fragen Sie sich, was Sie momentan stört oder verletzt. Formulieren Sie Ihr Thema, und bitten Sie um Befreiung von dieser emotionalen Belastung sowie um die Realisierung der Wahrheit. Formulieren Sie es folgendermaßen:

> »Mein Mann ist fremdgegangen. Ich bitte um Befreiung von dieser emotionalen Belastung, damit ich meine Wahrheit leben kann. Welche Aura-Soma Flasche hilft mir?«

> »Ich bin völlig überfordert mit der Kindererziehung. Ich kann es z. B. einfach nicht ertragen, wenn sich meine Kinder streiten und ich dann entscheiden muss. Ich bitte um Befreiung von dieser emotionalen Belastung, damit ich meine Wahrheit leben kann. Welche Aura-Soma Flasche hilft mir?«

»Ich bin in letzter Zeit lustlos und sehr traurig. Manchmal weine ich sogar und weiß nicht, warum. Ich bitte um Befreiung von dieser emotionalen Belastung. Welche Aura-Soma Flasche hilft mir?«

»Ich rauche sehr stark und wünsche mir von Herzen, endlich damit Schluss machen zu können. Welche Aura-Soma Flasche hilft mir?«

»Ich habe in letzter Zeit sehr starke Kopfschmerzen. Ich bitte um Befreiung von dieser emotionalen Belastung, damit ich meine Wahrheit leben kann. Welche Aura-Soma Flasche hilft mir?«

»Ich fühle mich in letzter Zeit überfordert und erschöpft. Ich bitte um Befreiung von dieser emotionalen Belastung, damit ich meine Wahrheit leben kann. Welche Aura-Soma Flasche hilft mir?«

»Wenn ich morgens meinen Chef sehe, bin ich verkrampft oder habe das Gefühl, kämpfen zu müssen. Ich bitte um Befreiung von dieser emotionalen Belastung, damit ich meine Wahrheit leben kann. Welche Aura-Soma Flasche hilft mir?«

»Ich kann meine Kollegin nicht ausstehen. Ich bitte um Befreiung von dieser emotionalen Belastung, damit ich meine Wahrheit leben kann. Welche Aura-Soma Flasche hilft mir?«

Suchen Sie sich nun die »passende« Equilibrium-Flasche aus. Wählen Sie die Flasche, deren Farbkombination Sie »anspringt«. Wenn Sie bereits die entsprechende Quintessenz besitzen, können Sie diese nun, wie im Kapitel »Die Quintessenzen« beschrieben, anwenden. Im nächsten Schritt lesen Sie die Botschaft der entsprechenden Flasche. Die Flasche macht Aussagen zu Ihrer Wahrheit. Sie sagt Ihnen, was Sie eigentlich leben wollen, aber stattdessen tun. Suchen Sie sich ein Beispiel für Ihr Verhalten, das nicht länger als drei Monate zurückliegt.

Oft ist es uns unangenehm, das eigene Verhalten anzunehmen. Aber genau jetzt ist der Zeitpunkt gekommen, ehrlich zu uns selbst zu sein und »Farbe zu bekennen«. Es kommt vor, dass wir das beschriebene Verhalten nicht zu kennen glauben oder sogar davon überzeugt sind, dass wir das genaue Gegenteil leben. Dann befinden wir uns in der sogenannten Selbstverleugnungsphase. Wir kompensieren unser eigentliches Problem mit dem entgegengesetzten Verhalten. Wir lesen beispielsweise, dass wir unserem Partner nicht richtig zuhören und uns streitsüchtig verhalten. Doch dies ist unserer Meinung nach genau das Verhalten, das wir bewusst vermeiden.

Stellen Sie sich an dieser Stelle z. B. die Frage: »Warum muss ich mich immer bewusst darauf konzentrieren, gegenüber meinem Partner oder meinen Freunden aufmerksam zu sein?« Die ehrliche Antwort lautet: »Ich bin nicht automatisch und in einem entspannten Zustand für meinen Partner oder meine Freunde da.«

Nachdem Sie eine treffende Situation gefunden haben, führen Sie die entsprechende kinesiologische Korrektur durch. Diese Korrektur dient dazu, Sie auszubalancieren, bevor Sie sich durch die Visualisierung in Ihre Kindheitserinnerung begeben. Sie bereiten sich so darauf vor, klare Bilder, Ideen und Erinnerungen zu erhalten. Im nächsten Schritt treten Sie in Kontakt mit Ihren Kindheitserinnerungen. Versuchen Sie, sich zu erinnern, was in Ihrer Kindheit geschehen sein könnte, das Sie heute noch in eine emotionale Stresssituation versetzt. Legen Sie eine Hand auf die Stirn, und legen Sie die andere Hand quer über den Hinterkopf (siehe S. 40). Suchen Sie nun einen passenden negativen Satz, der Ihnen zu dieser unangenehmen Situation einfällt. Dies ist Ihr negativer Glaubenssatz, der Ihr Denken, Fühlen und Handeln beeinflusst. Er lautet beispielsweise »Ich bin hilflos«, »Ich darf nicht sprechen« oder »Ich muss weglaufen, wenn jemand laut auf mich einredet« Häufig sind Sätze, die mit »Ich muss …« beginnen, besonders aufschlussreich. Falls Sie sich nicht erinnern können, etwa weil die Ereignisse geschahen, als Sie noch sehr jung oder vielleicht noch im Mutterleib waren, können Sie die Blockaden mit der kreativen Visualisierung auflösen. Sie imaginieren einfach, was geschehen sein könnte (vergleichen Sie dazu das Kapitel »Die Kraft der eigenen Fantasie«). Sie können sich z. B. das Gefühlsleben Ihrer Mutter vorstellen, als Sie noch in ihrem Bauch waren. Was könnten Sie bereits im Mutterleib miterlebt haben? Auch Sätze, welche Ihre Mutter zu sich selbst gesagt haben könnte, passen gut zu Ihrem Gefühlsleben in dieser Zeit.

Im nächsten Schritt führen Sie die im Text beschriebene Korrektur durch. Sie endet immer mit einem schönen und wohltuenden Bild und einem motivierenden Satz, der mit »Ich bin …« beginnt. Sagen Sie sich beispielsweise »Ich bin hellwach«, »Ich bin beliebt« oder »Ich bin frei«. Vielleicht sehen Sie sich dabei auf einer blühenden Blumenwiese oder wie Sie sich in einem angenehmen Gespräch mit Ihren Freunden befinden.

Nun ist der Zeitpunkt gekommen, an dem Sie den Pomander, der die Wirkung der erwählten Equilibrium-Flasche unterstützt, anwenden können. Abschließend machen Sie die Neuprogrammierung, indem Sie die Übung »Liegende Acht« durchführen. Malen Sie mehrmals mit dem Daumen eine große »liegende Acht« in die Luft. Die Acht sollte so groß sein, dass Sie Ihre Augen stark bis in die Augenwinkel dehnen müssen, wenn Sie dem Daumen mit Ihrem Blick folgen wollen. Zur selben Zeit denken Sie an das schöne Schlussbild und sprechen den positiven Satz aus.

Diese Übung führen Sie drei Tage dreimal täglich durch. Sie verändern so Ihr negatives Denken und Ihr inneres Bild von sich selbst auf einer tiefen Ebene. Negative und einschränkende Gedanken werden so dauerhaft umprogrammiert. Manchmal scheint eine solche Selbstbehandlung bereits zu Beginn daran zu scheitern, dass Sie sich nicht für eine Equilibrium-Flasche entscheiden können. Wenn dies der Fall ist, können Sie die Flasche auch per kinesiologischen Muskeltest austesten.

Wenn Sie ein Fläschchen auswählen, nachdem Sie eine Farbkombination regelecht »angesprungen« hat, »sehen« Sie das Thema, das Ihnen bereits bewusst ist. Bei der Wahl per Muskeltest zeigt sich eine unbekannte, im Körper gespeicherte negative Information. Es bietet sich an, den Körper mit dem Muskeltest zu befragen, ob Sie eine Farbkombination selbst wählen möchten oder ob Sie getestet werden sollen. Wenn Sie niemand testen kann, reicht auch das intensive Betrachten der Equilibrium-Flaschen zur Farbwahl aus. Außerdem ist es möglich, sich das entsprechende Verhaltenssymptom herauszusuchen und so die passende Aura-Soma Equilibrium-Flasche zu finden. Es ist egal, welchen Weg Sie wählen. Wichtig ist nur, dass Sie auf Ihre Leichtigkeit achten. Der einfache Weg ist immer der richtige Weg. Ein Ereignis, das Sie besonders stark und schon lange belastet, klären Sie auf, indem Sie auch die versteckten Themen bearbeiten. Diese Themen finden Sie, wenn Sie die Quersummen der Nummer Ihrer erwählten Equilibrium-Flasche bilden.

Wählen Sie beispielsweise die Equilibrium-Flasche Nr. 78 aus, dann führen Sie danach die Selbstbehandlung mit dieser Flasche durch. Machen Sie die Übungen drei Tage lang. Danach gehen Sie zu der Arbeit mit der Flasche Nr. 15 über, die der Quersumme der Equilibrium-Flasche Nr. 78 entspricht, und führen die Übungen drei Tage lang durch. Dann beginnen Sie mit der Arbeit mit der Equilibrium-Flasche Nr. 6, die der Quersumme der Flasche Nr. 15 entspricht. Die niedrigste Nummer ist immer das Basisthema einer ausgewählten Aura-Soma Flasche. So arbeiten Sie intensiv und fokussiert an hartnäckigen Themen.

>*Erfolgreich zu sein, setzt zwei Dinge voraus: Klare Ziele und den brennenden Wunsch, sie zu erreichen.*<

J o h a n n   W o l f g a n g   v o n   G o e t h e

Grundsätzlich können wir jede belastende Lebenssituation mithilfe der Aura-Soma Equilibrium-Flaschen bearbeiten und unseren emotionalen Stress abbauen, damit wir wieder glücklicher und erfolgreicher werden. Die einzige Voraussetzung ist unser Wille. Wir müssen eine Veränderung von ganzem Herzen wollen. Wichtig ist es, sich zu fokussieren und bereit zu sein, aus der problematischen Situation zu lernen. Wir klären keine Schuldfragen, sondern erlangen Bewusstheit. So erkennen wir früher, wo wir stehen und was wir wollen, und werden alles erfolgreicher umsetzen. An jeder emotionalen Belastung können wir wachsen. Doch oft sind wir für Veränderungen noch nicht bereit.

Glauben Sie wirklich, dass Sie sich mit dieser neuen Methode in Krisen selber helfen können? Vielleicht denken Sie ja, dass Ihr Problem viel zu schwer ist für diese spielerische Methode. Wäre es nicht besser, einen Arzt oder einen Therapeuten aufzusuchen? Die Antwort ist ganz einfach: Selbstverständlich gehen Sie zu einem Arzt oder Therapeuten, wenn körperliche oder psychische Probleme Sie stark belasten. Es spricht aber nichts dagegen, parallel auch mit sich selbst zu arbeiten. Sie setzen Heilimpulse, wenn Sie mit dieser Methode arbeiten, und ergänzen die medizinischen Therapien.

Das erste Thema, an dem Sie arbeiten werden, ist Ihr eigener Glaube an die Selbstbehandlung. Als erste Selbstbehandlung sollten Sie Ihre Zweifel bearbeiten. Mit dem folgenden Satz konzentrieren Sie sich auf dieses Thema:
»Ich bin unsicher, ob ich mir mit dieser Methode selbst helfen kann. Welche Aura-Soma Flasche hilft mir?«
Die Flasche, die Sie nun wählen, zeigt Ihnen, welcher negative Glaubenssatz Sie schwächt. Durch die Selbstarbeit verändern Sie das negative Selbstbild, das Sie an Ihrer Autorität zweifeln lässt. Vielleicht haben Sie bereits mit anderen Methoden gearbeitet und diese waren nicht erfolgreich. Dann tragen Sie die Erfahrungen des Misserfolges bereits in sich. Auch wenn Sie schon einmal Erfolg hatten, achten Sie auf die Botschaft der Farben. Die Flasche gibt Ihnen Hinweise auf Ihr Vertrauen in die eigene Heilfähigkeit. Wenn Sie an der Selbstbehandlung zweifeln oder sich der Erfolg nicht einstellen will, können Sie dieses Thema bearbeiten. Die Frage lautet dann:

»Mein (Thema) will einfach nicht besser werden. Welche Aura-Soma Flasche hilft mir?«

Wenn Sie mit der Selbstbehandlung beginnen, sollten Sie sich intensiv beobachten. Es zeigen sich oft neue Themen, die Sie als Wegweiser verstehen sollten, damit Sie Ihr Ziel erreichen. Manche Erfolge zeigen sich erst viel später und ganz anders, als wir vermutet haben. Haben Sie Geduld und Vertrauen in sich selbst und in Ihre Fähigkeiten.

Die Wunderfrage

Wenn sich Erfolge bei der Selbstbehandlung nur schwer einstellen, hilft oft die sogenannte Wunderfrage weiter.

Manchmal sind wir so sehr im Negativen verhaftet, dass es uns schwerfällt, überhaupt ein positives Verhalten an uns zu finden. Wir können uns dann nicht vorstellen, wie wir ein Problem verändern und wie wir auf eine andere Art handeln. Wir denken in einer festgefahrenen Art und Weise und ausschließlich negativ, wie z. B. »Ich habe kein…«, »Ich bin nicht…« oder »Ich kann nicht…« Diese Widerstände überwinden wir mit der Wunderfrage. Sie zeigt uns unsere eigene Kraft, die wir momentan verweigern. Beantworten wir die Frage positiv, so sind wir automatisch auch auf das Positive ausgerichtet.

Zuerst formulieren Sie Ihr aktuelles Problem beispielsweise mit dem Satz: »Ich kann nachts nicht schlafen.«

Frage 1:
Wenn ein Wunder geschähe oder Sie sich wünschen dürften, dass Ihr Problem nicht mehr existiert, woran würden Sie erkennen, dass es Sie nicht mehr belastet? Wie würde sich Ihr Verhalten ändern?

Die Antwort kann beispielsweise Folgendes sein: »Ich wäre nicht mehr so abhängig davon, unbedingt spätabends fernzusehen, obwohl ich schon längst müde bin.« Anstatt dass Sie positiv antworten, steckt in dieser Antwort eine Negation. Nun stellen Sie sich also entweder noch einmal dieselbe Frage oder überlegen, wie sich Ihr Verhalten ändern würde. Eine positive Antwort ist: »Ich sehe mich etwas anderes machen und würde mich gern mit einem anderen Hobby beschäftigen.«

Frage 2:

Wann haben Sie schon einmal so gehandelt?

Eine mögliche Antwort ist: »Als meine Kinder noch klein waren, habe ich viel genäht. Ich war abends sogar in einem Nähkurs, und danach konnte ich immer wunderbar entspannt schlafen.«

Frage 3:

Was haben Sie damals anders gemacht?

Als Antwort fällt Ihnen vielleicht ein: »Ich bin außer Haus gegangen und habe mich mit etwas beschäftigt, was mir Freude machte und mich ausfüllte.«

Frage 4 und die Lösung:

Warum gehen Sie nicht mehr aus oder beschäftigen sich mit einem Hobby, das Ihnen Erfüllung gibt?

Hier tritt das Problem zutage, das hinter den Schlafstörungen steckte. An der Stelle beginnen Sie nun mit der Selbstbehandlung, beispielsweise mit dem Satz: »Ich habe kein Hobby mehr, obwohl mir das sehr guttun würde. Ich bitte um Befreiung von dieser emotionalen Belastung, damit ich meine Wahrheit leben kann. Welche Aura-Soma Flasche hilft mir?«

Dieses Beispiel zeigt, dass wir erfüllende und ausgleichende Handlungen häufig vergessen. Die Alltagsprobleme oder unangenehme Erlebnisse lassen uns von unserem Weg abkommen. Wenn wir es schaffen, uns an diese erfolgreichen Tätigkeiten zu erinnern, sollten wir unseren Weg wiederfinden. Wir müssen natürlich nicht die gleiche Tätigkeiten durchführen, sondern wir sollen unsere persönlichen Strategien und Handlungen wieder erkennen.

Verändern Sie Ihre Handlungsweise. Die Fragen dazu lauten:

1. Wenn ein Wunder geschähe oder Sie sich wünschen dürften, dass Ihr Problem nicht mehr existiert, woran würden Sie erkennen, dass es Sie nicht mehr belastet? Wie würde sich Ihr Verhalten verändern?
2. Wann haben Sie schon einmal so gehandelt?
3. Was haben Sie damals anders gemacht?
4. Warum tun Sie es jetzt nicht mehr?

Der Selbstheilungsprozess und die Erstverschlimmerung

Aus der Naturheilkunde ist uns bekannt, dass eine sogenannte Erstverschlimmerung eines Symptoms nach der Einnahme eines homöopathischen Mittels auftreten kann. Die Erstverschlimmerung kann auch bei der Selbstbehandlung eintreten. Sie spüren dann das emotionale Problem noch intensiver oder ein zweites belastendes Thema taucht auf.

Ich möchte dies an einem Beispiel erklären: Sie haben das Problem, dass Sie sich häufig mit Ihrem Partner streiten. Nachdem Sie die Selbstbehandlung durchgeführt haben, fühlen Sie sich lustlos und sogar depressiv. Es ist ein Zeichen der Heilung, dass dieses Gefühl auftaucht. Hinter der Streitlust steht eine tiefe Traurigkeit, die noch nicht überwunden wurde.

Nehmen Sie die Erstverschlimmerung als Zeichen dafür an, dass der Heilungsprozess begonnen hat und durchlebt werden will. Sie brauchen nur Zeit, Geduld und vor allem Hingabe und Vertrauen. Versuchen Sie, sich in dieser Zeit genau wahrzunehmen und so anzunehmen wie Sie sind. Frühestens drei Tage nach dem Ende der Behandlung können Sie die Selbstbehandlung weiterführen. Nun können Sie das Symptom der Erstverschlimmerung bearbeiten. Es bietet sich jetzt an, alle »versteckten« Themen zu bearbeiten.

Lösungen finden ihren eigenen Weg

Vertrauen ist bei der Selbstbehandlung sehr wichtig. Lassen Sie sich auf das Geschehen ein, auch wenn Sie nicht wissen, wie die Behandlung endet. Es kann vorkommen, dass Sie den Zusammenhang zwischen den Botschaften der Equilibrium-Flasche und Ihrem Problem auf Anhieb nicht verstehen. Führen Sie die Behandlung weiter, denn manchmal muss man nicht alles verstehen, sondern den Bildern und Botschaften einfach vertrauen. Meine Erfahrungen zeigen, dass der Heilprozess einsetzt, obwohl der Klient nicht alles versteht. Die Arbeit mit sich selbst ähnelt einem Traum. Beide regulieren auf einer tiefen Ebene unverarbeitete Erlebnisse. Heilung findet auf Wegen statt, die wir oft nicht erfassen und erklären können. Setzen Sie Ihre Selbstbehandlung fort, auch wenn sich zunächst noch keine Heilung oder Verbesserung des Gemütszustandes zeigt.

Denn genau dies kann zu einer neuen Belastung führen. Wir haben dann das Gefühl, dass wir ein zusätzliches Problem bearbeiten müssen. Nehmen Sie einmal an, dass Sie an dem Problem arbeiten, ständig überfordert, belastet und sehr nervös zu sein. Nach der

Selbstbehandlung fällt Ihnen auf, dass Sie eigentlich sehr verkrampft auf fremde Kinder reagieren. Es ist Ihnen aber noch nicht bewusst gewesen, dass Sie Schwierigkeiten mit Kindern haben. Sie haben nun die Chance, etwas Wichtiges zu klären. Gerade in dieser Situation müssen Sie weiterarbeiten. Auf den ersten Blick ist Ihnen der Zusammenhang mit dem ersten Thema vielleicht nicht aufgefallen. Nachdem Sie das Folgeproblem bearbeitet haben, bemerken Sie vielleicht, dass Kinder das eigene Innere Kind, die Spontaneität und Verspieltheit, ansprechen. Sie erkennen, dass Sie viel zu vernünftig und ernst sind, anstatt das Leben leicht zu nehmen. Sie neigen dazu, ständig überfordert und genervt zu sein.

Wenn eine Verbesserung nicht sofort eintritt, hilft Ihnen dieser Zustand auf Ihrem Weg in die Wahrhaftigkeit. Häufig heilen aber auch körperliche Beschwerden, die nicht bewusst bearbeitet wurden, wie z. B. Probleme mit dem Knie oder Rückenschmerzen. Diese Nebeneffekte bestätigen, dass die Selbstbehandlung auch viel Freude machen kann. Sie macht Sie bewusster, stärkt Ihre Gesundheit und erhöht Ihre Lebensfreude.

Machen Sie es sich leicht

Es liegt mir sehr am Herzen, mit der von mir entwickelten Methode der Selbstbehandlung Leichtigkeit zu vermitteln. Ich selbst habe erlebt, dass eine Heilung sich vor allem dann einstellt, wenn man es sich so leicht wie möglich macht. Aus diesem Grund ist es mir besonders wichtig, dass Sie die Selbstbehandlung mit Leichtigkeit angehen. Wegen meiner Erkrankung war ich beispielsweise nicht mehr in der Lage, die gelernten Abläufe während einer Sitzung durchzuführen oder mich an bestimmte Regeln zu halten. Ich saß in meinem Behandlungsraum, sah die inneren Bilder und führte die Korrekturen durch, die mir Freude machten. So entwickelte ich diese neue Methode der Selbstbehandlung.

Manchmal tat ich auch einfach das, worauf ich Lust hatte. Ich spürte dabei eine enorme Leichtigkeit, weil ich mich spielerisch auf die Fantasiebilder einließ. Diese Erfahrung führte mich zu mir selbst zurück. Ich erkannte meine eigene Art, mir zu helfen, und glaubte wieder an mich. Das »Einfach-Sein« bekommt Raum und ruft Leichtigkeit hervor.

Falls Sie selbst Therapeut sind oder eigene Techniken aus anderen Methoden zur Erlangung der inneren Balance kennen und anwenden, sollten Sie nicht zögern, auch diese in das Selbstbehandlungsprogramm zu integrieren. Entwickeln Sie Ihre eigene Methode, die Ihnen Spaß macht. Die Selbstbehandlungen, die ich Ihnen in diesem Buch vorstelle, sind sehr leicht durchzuführen. Wenn Ihnen eine bestimmte kinesiologische Korrektur zu kompliziert ist, können Sie auch eine leichtere Korrektur aussuchen. Einfache Übungen, wie z. B. das Beleuchten der Stirn, das Stirn-Hinterkopf-Halten oder auch »Das Bild rahmen und verändern«, können eine große Wirkung hervorrufen. Mit zunehmendem Training wird es spannender, auch die anderen Korrekturen durchzuführen, weil sie interessante Zusatzinformationen liefern oder neue Wege aufzeigen. Leichtigkeit zu empfinden bedeutet, dass Sie ein Gefühl von Schwere nicht zulassen. Schwere verspüren Sie, wenn Sie sich beispielsweise an eine Erinnerung festklammern, etwas nicht verstehen und Ihre Gedanken sich im Kreis drehen. In solchen Situationen machen Sie einfach mit dem Programm der Sitzung weiter und versuchen, nicht mehr an die Schwere zu denken. Bei dieser Selbstbehandlung können Sie nichts falsch machen. Alles, was Sie tun oder empfinden, ist richtig. Ihre Art, die Selbstbehandlung zu machen, ist ein Teil Ihrer Individualität. Vertrauen Sie sich selbst. Wichtig ist es, immer ein positives, wirklich schönes Schlussbild zu erhalten. Dieses Schlussbild sollten Sie mit einem positiven Satz in Ihrem Bewusstsein verankern. Es ist eine Vorstellung, die Sie sehr leicht erschaffen können. Denken Sie beispielsweise an die Natur, in der Sie sich wohl fühlen und fröhlich und entspannt sind. Natürlich kann auch Ihr Zuhause in diesem Moment der beste Ort für Sie sein.

Die kinesiologischen Korrekturen

Korrekturen über den Körper

Emotional belastende Erlebnisse hinterlassen in unserem Körper Blockaden. Der Stress sitzt im Körper fest und ist in den Zellen gespeichert. Diese blockierte Energie können wir wieder zum Fließen bringen, wenn wir bestimmten Körperstellen Beachtung schenken. Dies tun wir, wenn wir sie berühren, uns auf die Funktion des Körpers konzentrieren und eine Übung durchführen. Die kinesiologischen Korrekturen über den Körper dienen dazu, das Zusammenspiel der rechten und der linken Gehirnhälfte zu harmonisieren. Außerdem bringen wir in bestimmte Funktionen des Körpers Bewusstsein, d. h., wir konzentrieren uns auf den Körper und nehmen ihn bewusst wahr.

Diese Korrekturen führen Sie durch, um sich auf den zweiten Schritt der Selbstbehandlung, in dem Sie sich an Ihre Kindheit erinnern, vorzubereiten. Die Korrektur über den Körper macht Sie klar und offen.

Überkreuzbewegung

1. Stehen Sie aufrecht und entspannt. Heben Sie das linke Knie, und berühren Sie es mit der rechten Handfläche.
2. Heben Sie nun das rechte Knie, und berühren Sie es mit der linken Handfläche. Wiederholen Sie diese Bewegungen etwa neunmal.
3. Machen Sie eine kurze Pause.
4. Heben Sie nun den linken Arm und gleichzeitig das linke Bein. Sie können aber auch mit dem linken Arm das linke Knie berühren.
5. Heben Sie danach den rechten Arm und gleichzeitig das rechte Bein, oder berühren Sie mit der rechten Handfläche das rechte Knie. Wiederholen Sie diese Bewegung etwa neunmal, und achten Sie auf eine regelmäßige Atmung.
6. Wechseln Sie einige Male die Überkreuzbewegung mit der Parallelbewegung ab, und enden Sie mit der Überkreuzbewegung.

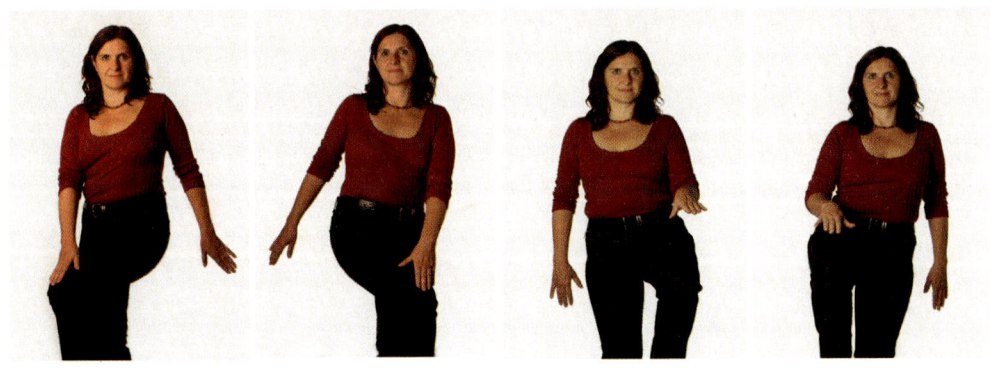

Mit dieser Übung konzentrieren Sie sich auf die Harmonie von Bewegungsabläufen. Sie können Ihre Körperkoordination korrigieren, wenn die Kommunikation zwischen Gehirn und Körper nicht mehr ausreichend funktioniert, z. B. wenn Sie leicht verwirrt sind. Wenn Sie verwirrt sind oder unbewusst handeln, dominiert eine Gehirnhälfte. Durch die Überkreuzbewegung, die von einer Parallelbewegung abgelöst wird, bearbeiten Sie auch festgefahrene, automatische Abläufe und regen die Zusammenarbeit beider Gehirnhälften an. Die Korrektur hilft, einen Ausgleich zwischen Aktivität und Passivität zu schaffen. Sie können sich wieder gut konzentrieren.

Transversalfluss

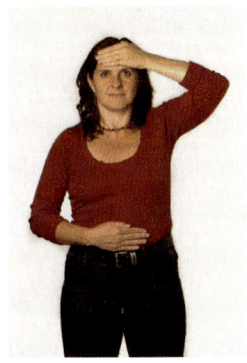

1. Legen Sie etwa eine Minute lang die linke Hand auf die Stirn und die rechte Hand auf den Bauchnabel.
2. Konzentrieren Sie sich zuerst auf die eine und dann auf die andere Handfläche. Anschließend versuchen Sie, beide Handflächen gleichzeitig wahrzunehmen.
3. Trinken Sie etwas Wasser, atmen Sie tief ein und aus, und schnippen Sie mit den Fingern. Anschließend wiederholen Sie die Übung mit veränderter Handstellung. Nun berührt die rechte Hand die Stirn.

Diese Übung bringt Bewusstsein in die Stirn, also in das Denken, und in den Bauch. Am Nabel befindet sich ein Zentralpunkt des vegetativen Nervensystems, der Solarplexus. Sie schenken durch das Handauflegen Ihrem »Bauchgefühl« mehr Beachtung. Diese

Übung verbindet den Kopf mit dem Gefühl. Häufig neigen wir dazu, zu viel zu denken, anstatt auf unser Bauchgefühl zu hören. Manchmal verwirren uns Gefühle so stark, dass wir nicht mehr klar denken können. Durch Handauflegen geben Sie dem Kopf und dem Gefühl ausreichend und gleich viel Energie. Die Korrektur hilft Ihnen, sich zu beruhigen und das Gefühl des »Neben-sich-Stehens« zu korrigieren.

Eingeengte Schädelknochen befreien

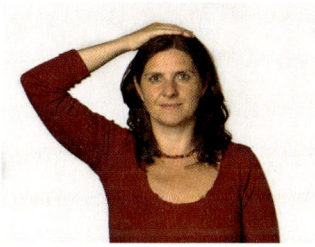

1. Legen Sie eine Hand auf den Kopf.
2. Atmen Sie tief ein, und halten Sie die Luft etwa 30 Sekunden an. Atmen Sie dann aus.
3. Anschließend wiederholen Sie die Übung noch zweimal und wechseln die Hand.

Das Anhalten des Atems bringt Bewusstsein in die Lungen, und die Berührung am Kopf bringt Bewusstsein in das Gehirn. Tiefes, kontrolliertes Atmen balanciert die Zusammenarbeit des Gehirns mit dem restlichen Körper aus. In Stresssituationen neigen wir dazu, zu flach zu atmen. Dann wird der gesamte Körper nicht ausreichend mit Sauerstoff versorgt. Auch die Schädelknochen werden durch ein zu flaches Atmen blockiert, die »Haltung« wird starr. Spontaner, kreativer Ausdruck kann so nicht stattfinden. Durch die kurze Atempause wird im Gehirn das Verhältnis zwischen Kohlendioxid und Sauerstoff verändert, weil die Halsschlagadern sich erweitern und mehr Sauerstoff ins Gehirn transportieren. Die Einengung der Schädelknochen löst sich und die Körperhaltung entspannt sich. Die Korrektur hilft Ihnen, wieder tief durchatmen zu können. Sie geben dadurch Ihrem persönlichen, kreativen Ausdruck wieder Raum.

Augenkurzschluss

Die Augenpunkte sind druckempfindliche Punkte am Hinterkopf etwa auf der Höhe der Augen. Massieren Sie sanft mit mehreren Fingern die Augenpunkte. Schauen Sie dabei einige Sekunden im Uhrzeigersinn in verschiedene Richtungen, so als ob Sie dem Lauf eines Zeigers an einer Uhr folgen. Beginnen Sie oben, und dehnen Sie die Augen so weit wie möglich, während Sie dem imaginären Zeiger folgen. Atmen Sie während dieser Übung ganz bewusst. Denken oder sprechen Sie laut aus, wo Sie hinschauen, z. B.: »Ich schaue jetzt nach oben rechts.« Konzentrieren Sie sich ausschließlich auf das Schauen in die entsprechenden Richtungen, und denken Sie nicht mehr an Ihr belastendes Problem.

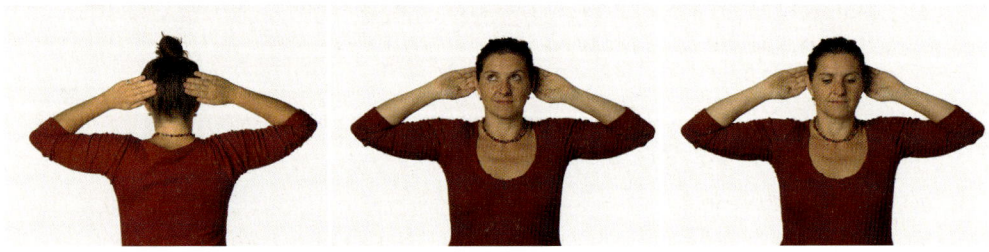

Sie bringen Bewusstsein in das Sehen. Wenn Sie eine emotional belastende Situation erleben, schauen Sie in eine bestimmte Richtung. Das Gehirn speichert diese Richtung. Durch das sanfte Massieren und das Augendehnen lassen Sie die gestaute Energie wieder fließen. Manchmal schmerzt es, wenn Sie in eine bestimmte Richtung schauen. Atmen Sie, und bleiben Sie in dieser Stellung. Die Korrektur hilft Ihnen, unterschiedliche Sichtweisen zuzulassen. Neue und ungewohnte Sichtweisen stellen sich ein.

Ohrenkurzschluss

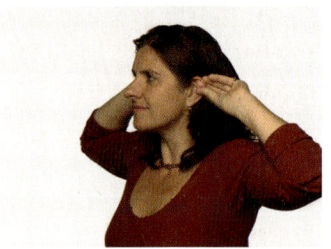

Massieren Sie sanft, aber ausgiebig Ihre Ohrmuscheln. Spüren Sie hinein, und atmen Sie. Denken oder sagen Sie: »Ich massiere jetzt meine Ohrmuscheln.« Konzentrieren Sie sich ausschließlich auf die Ohren, und denken Sie nicht an Ihr belastendes Problem. Atmen Sie während dieser Übung ganz bewusst.

Mit der Übung bringen Sie Bewusstsein in das Hören. Oft entsteht emotionaler Stress, weil Sie etwas hören, was Ihnen vielleicht unangenehm ist oder Sie mit Angst erfüllt. Dann sind die Ohren energetisch blockiert, und Sie »machen zu«, weil Sie sich schützen wollen. Wenn Sie in einer solchen Situation die Ohren bewusst berühren, schenken Sie ihnen Energie und Sie können auch wieder zuhören. Die Korrektur hilft Ihnen, offen für Meinungen und Äußerungen anderer Menschen zu werden. Außerdem nehmen Sie Ihre innere Stimme wieder besser wahr. Sie sagt Ihnen, was gut für Sie ist.

Stress im Körper abbauen

1. Massieren Sie sanft einige Sekunden lang die Achillessehne Ihres linken Fußes. Atmen Sie dabei regelmäßig.
2. Massieren Sie nun einige Sekunden lang die Sehnen in der linken Kniekehle, und setzen Sie die Berührung an den Sehnen entlang nach oben fort. Atmen Sie weiter regelmäßig.
3. Legen Sie nun die rechte Hand auf den linken Nackenmuskel, während Sie den linken Arm locker herunterhängen lassen. Drehen Sie die linke Schulter einige Male sanft nach vorn, anschließend nach hinten.
4. Wiederholen Sie anschließend die gleiche Übung mit der anderen Körperseite.

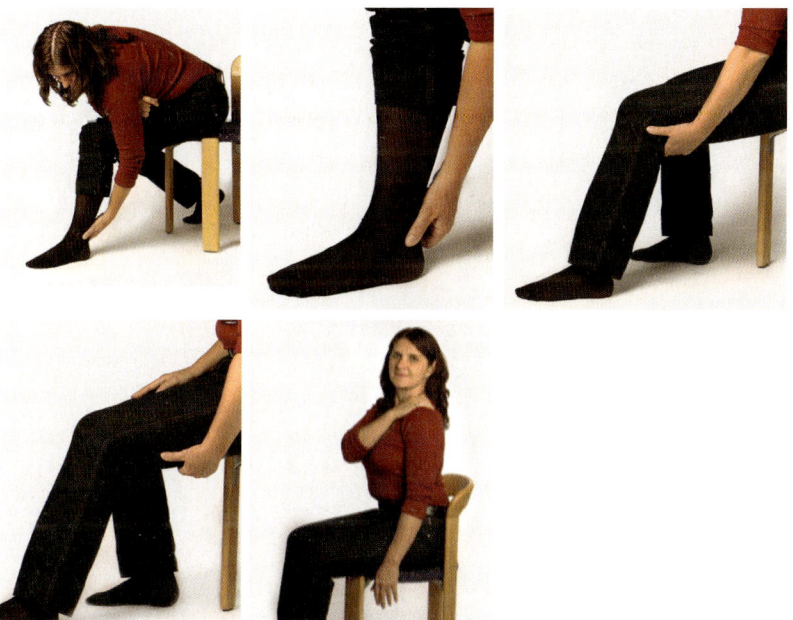

Mit dieser Übung bringen Sie Bewusstsein in Ihre Gelenke, die der Fortbewegung dienen. Sie befreit Sie von Angst, die im Körper festsitzt und Sie bewegungsunfähig macht. Bei ängstlichen Menschen verspannt der Körper. Sie werden regelrecht steif vor Angst. Durch bewusstes sanftes Berühren und Massieren lockern Sie die Spannungen an den Gelenken. Oft lassen sich Gelenkbeschwerden auf unverarbeitete Ängste und Erlebnisse zurückführen. Die Korrektur hilft Ihnen auch, einen alten Schock loszulassen. Sie werden nicht nur körperlich sondern auch mental wieder »beweglicher«.

Fixierung

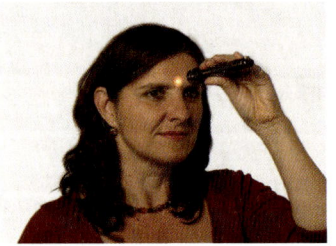

Setzen Sie sich ganz entspannt hin, und leuchten Sie etwa eine Minute lang mit einer kleinen Taschenlampe auf die Glabella, den Bereich etwas oberhalb der Nasenwurzel zwischen den Augen.

Sie bringen Bewusstsein und Licht in verschiedene Sinne wie Sehen, Hören oder Riechen und regen das zentrale Nervensystem, die Telepathie und die Intuition an. Durch Lichtmangel vergessen wir, was wir können und wissen, und nehmen nur noch Ärger, Probleme und Negativität wahr. Wir sind fixiert und können nichts anderes erkennen und zulassen.

Die Korrektur hilft Ihnen, einen zu starken Widerstand aufzulösen, der Sie im Negativen und im Denken festhält. Durch das Licht spüren Sie wieder Sinnlichkeit und Hingabe. Ein Gefühl von Befreiung stellt sich ein.

Die kinesiologischen Korrekturen

Korrekturen über innere Bilder

Nachdem wir uns in der Selbstbehandlung an ein belastendes Erlebnis in der Kindheit erinnert haben, verschaffen wir uns durch die Veränderungen der Bilder einen inneren Ausgleich. Diese Bilder sind Symbole, die uns verschlüsselte Botschaften geben. Sie wirken regulierend wie Träume.

Beenden Sie Ihre Korrektur deshalb immer mit einem schönen und positiven Schlussbild. Es ist dabei wichtig, dass Sie das positive Bild und einen neuen Gedanken tief aufnehmen und in sich »verankern«. Aus diesem Grund trinken Sie nach der Korrektur etwas stilles Wasser und atmen einmal tief ein und aus. Schnalzen Sie danach mit der Zunge, schnippen Sie mit den Fingern, oder klatschen Sie in die Hände. Das Stirn-Hinterkopf-Halten hilft dabei, sich während der Behandlung zu zentrieren, sich an Kindheitserlebnisse zu erinnern und sich der Kraft der Fantasie anzuvertrauen. Sollten Ihre Arme während der Übung zu schwer werden, können Sie sie nach einigen Minuten ablegen.

Die Liegende Acht

Zeichnen Sie mit dem Daumen mindestens dreimal eine große liegende Acht in die Luft. Folgen Sie mit Ihrem Blick der Bewegung des Daumens, wobei sich Ihre Augen bis zum Äußersten dehnen müssen. Beginnen Sie direkt vor den Augen im Uhrzeigersinn zu zeichnen. Denken Sie konzentriert an das positive Schlussbild, und sprechen oder denken Sie Ihren kraftgebenden Leitsatz. Wenn Sie die Übung beendet haben, atmen Sie tief ein und aus, schnippen mit den Fingern und trinken einen Schluck stilles Wasser.

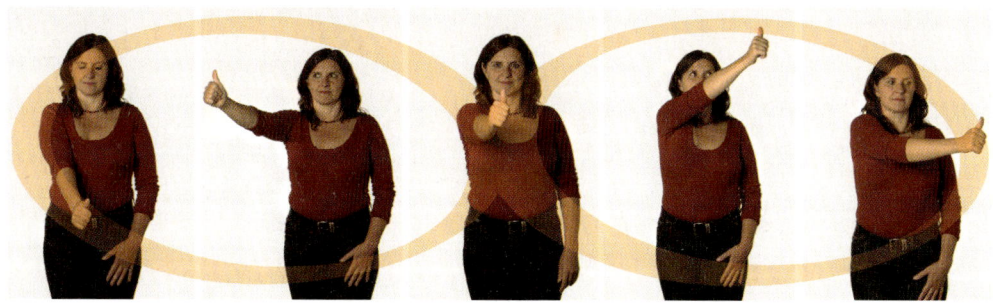

Diese Übung verbindet drei kraftvolle Aktionen miteinander. Das bewusste Einprägen des positiven Bildes und des neuen Gedankens mit der Kraft des Symbols für Unendlichkeit, der Liegenden Acht. Ein positives Gefühl, das durch die Korrektur entstanden ist, wird durch das schöne Schlussbild in allen Blickrichtungen eingeprägt. Dieses positive Bild verdrängt Ihre negativen Gedanken, die nun keine Macht mehr über Sie haben.

Stirn-Hinterkopf-Halten

1. Legen Sie eine Hand auf die Stirn und die andere Hand quer über die Mitte des Hinterkopfes.

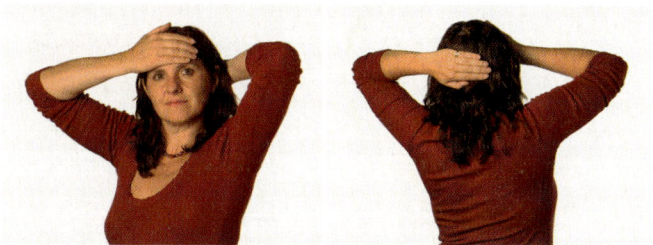

2. Denken Sie an die unangenehme Situation. Betrachten Sie sich selbst in dieser Situation ganz genau, so als würden Sie Ihren Körper verlassen und ihn von außen sehen. Wie sehen Sie aus? Was machen Sie? Welche Haltung haben Sie?
3. Schauen Sie einige Minuten lang zu, bis Sie das Gefühl haben, dass es langweilig wird.
4. Lassen Sie ein schönes Schlussbild entstehen. Was könnte geschehen, damit sich alles zum Positiven verändert? Vielleicht findet ein Szenenwechsel statt und Sie befinden sich plötzlich an einem anderen Ort. Sie sehen sich vielleicht herzlich lachen, Ihre schönen Augen strahlen eine Person an, die positiv auf Sie reagiert. Vielleicht spielen Sie mit Ihrem Hund, laufen an einem schönen Strand entlang oder wandern in

den Bergen. Betrachten Sie diese Situation, als ob Sie ein Foto davon in den Händen hielten. Die Situation ändert sich von selbst zum Positiven.

5. Vertrauen Sie Ihrer Fantasie und dem schönen Schlussbild, und schreiben Sie einen positiven Satz auf, der mit »Ich bin...« beginnt.

6. Wenn Sie die Übung beenden, atmen Sie tief ein und aus, schnippen mit den Fingern und trinke einen Schluck stilles Wasser.

Mit der Berührung der Handflächen stimulieren Sie bestimmte Bereiche des Gehirns. Diese Tätigkeit zentriert Sie. Sie reagieren auf Stresssituationen konzentriert und bewusst, ohne in starke Emotionen zu verfallen. Auch das Erinnern fällt Ihnen leichter. Bei dieser Korrektur betrachten Sie sich selbst in unangenehmen Situationen. Sie nehmen sich selbst so an, wie Sie waren. Wenn Sie akzeptieren, wie schlecht es Ihnen ging, können Sie diese Situation loslassen, und Ihre Gefühle bestimmen Sie nicht länger. Die Korrektur hilft Ihnen, in Ihrer Mitte zu bleiben und die Negativität anderer zu überwinden.

Verbindung mit einer Person, einem Tier oder einem Gegenstand

1. Legen Sie eine Hand auf die Stirn und die andere Hand quer über die Mitte des Hinterkopfes (Abb. S. 40).

2. Schließen Sie die Augen, und stellen Sie sich die Person, das Tier oder den Gegenstand vor, den Sie in Ihrer Erinnerung vermissen oder gerne dabeigehabt hätten. Erfinden Sie, wie Sie mit der Person, dem Tier oder dem Gegenstand verbunden sein können. Auch wenn Sie sich weit voneinander wegbewegen und jeder seinen eigenen Weg geht, sind Sie noch immer miteinander verbunden. Es kann ein Blick sein, den Sie immer füreinander haben, ein Lichtstrahl oder auch ein Nebelschleier, der Sie umwickelt. Was sehen Sie? Schauen Sie genau hin, bis Sie ein schönes Schlussbild, in dem Sie sich selbst sehen, gefunden haben.

3. Atmen Sie tief ein, trinken Sie Wasser, und schnippen Sie mit den Fingern.

4. Schreiben Sie einen positiven Satz auf, der zu dem Schlussbild passt und mit »Ich bin...« beginnt.

Wenn wir enttäuscht worden sind, nicht mehr geliebt werden oder jemanden verloren haben, fühlen wir uns allein. Unbewusst suchen wir immer wieder den Kontakt zu anderen Menschen. Oft sind wir auch wütend auf die Person, die uns verlassen hat.

Mit dieser Übung akzeptieren Sie die Trennung, indem Sie sich energetisch mit der Person oder dem Gegenstand verbinden. Nach dieser Korrektur wird Ihnen bewusst, dass Sie nie wirklich von jemandem getrennt sind. Alle Lebewesen sind miteinander verbunden. Auch Gegenstände, z. B. eine Puppe, die verlorengegangen ist, können diese Verlustgefühle auslösen. Diese Korrektur hilft Ihnen, das Gefühl des Verbundenseins und Versorgtseins zu erhalten.

Trennung von einer Person, einem Tier oder einem Gegenstand

1. Legen Sie eine Hand auf die Stirn und die andere Hand quer über die Mitte des Hinterkopfes (Abb. S. 40).
2. Schließen Sie die Augen, und stellen Sie sich die Person, das Tier oder den Gegenstand vor, der in Ihrer Erinnerung aufgetaucht ist. Auch wenn Sie zu dieser Person ein gutes Verhältnis hatten, führen Sie die Korrektur durch.
3. Stellen Sie sich vor, was Sie körperlich miteinander verbindet. Es kann ein Seil oder ein Gummiband sein, das um Ihre Knöchel gebunden ist, die Nabelschnur oder vielleicht sogar Ketten und Schlösser, die die Gelenke miteinander verbinden. Lassen Sie Ihrer Fantasie freien Lauf. Was sehen Sie?
4. Nun schauen Sie auf das, was sich an Ihrem Körper abspielt. Wie können Sie sich von der Verbindung befreien? Erfinden Sie eine Möglichkeit, diese Verbindung zu trennen, und sorgen Sie sich nicht um die andere Person. Schauen Sie ausschließlich auf Ihren Körper. Sobald Sie frei sind, betrachten Sie die Körperstelle, an der die Verbindung war. Sehen Sie dort Abdrücke oder Verletzungen? Sie können sich selbst heilen. Schauen Sie so lange hin, bis Ihr Körper gesundet ist. Nun wenden Sie sich von der Person ab und gehen Ihren eigenen Weg. In welche Richtung drehen Sie sich?
5. Sie befinden sich nun an einem Ort, an dem Sie sich gern aufhalten. Betrachten Sie sich selbst in dieser Gegend so lange, bis ein schönes Schlussbild entsteht. Atmen Sie tief ein, trinken Sie Wasser, und schnippen Sie mit den Fingern.
6. Schreiben Sie einen positiven Satz auf, der zu dem Schlussbild passt und mit »Ich bin...« beginnt.

Nahestehende Personen können uns sehr belasten. Wir neigen dazu, uns von ihnen emotional abhängig zu machen. Ohne dass es uns bewusst ist, richten wir unsere Handlungen oft so aus, wie es diese Person von uns erwartet. Manchmal stecken wir in Verhaltensmustern fest, die immer wieder Beziehungsprobleme verursachen. Wir suchen Streit oder stellen unsere Bedürfnisse zurück, weil wir so dieser Person gefallen oder ihr etwas beweisen wollen. Auch Gegenstände oder Tiere, die uns sehr wichtig waren, und vielleicht als »Erziehungsmittel« eingesetzt wurden, können eine stressbelastete Beziehung begründen.

Durch die Korrektur lösen Sie sich von dieser unbewussten Verbindung, die beiden Personen schadet. Sie schaffen die Voraussetzung dafür, dass eine gesunde Beziehung entstehen kann. Sind Sie emotional befreit, können Sie in Ihrer Liebe die andere Person mit allen Ihren Stärken und Schwächen akzeptieren. Befreien Sie sich emotional von Gegenständen, damit Sie von materiellen Dingen unabhängiger werden. Diese Korrektur hilft Ihnen, emotional unabhängig zu sein und sich auf die eigenen Bedürfnisse konzentrieren zu können.

Einen Engel rufen

1. Legen Sie eine Hand auf die Stirn und die andere Hand quer über die Mitte des Hinterkopfes (Abb. S. 40).
2. Schließen Sie die Augen, und stellen Sie sich einen Engel vor. Sie können ihm auch einen Namen geben. Versuchen Sie, wie ein Kind in die Fantasiebilder zu gehen, und sehen Sie Ihren Engel deutlich. Er kommt, um Ihnen zu helfen. Lassen Sie sich Zeit. Vertrauen Sie Ihrer Fantasie. Wie sieht der Engel aus? Vielleicht gibt er Ihnen ein Zeichen, überreicht Ihnen etwas oder nimmt Sie in die Arme.
3. Behalten Sie ein schönes Schlussbild von dieser Situation in sich. Atmen Sie tief ein, trinken Sie Wasser, und schnippen Sie mit den Fingern.
4. Schreiben Sie einen positiven Satz auf, der zu dem Schlussbild passt und mit »Ich bin ...« beginnt.

Bilder von Engeln haben eine enorme Kraft – das Göttliche in uns zeigt sich. Sie geben uns Selbstvertrauen und Macht, damit wir eigenverantwortlich und selbstbewusst leben können.

Wenn Sie diesen Bildern vertrauen und sie bedingungslos annehmen, befinden Sie sich in einer hohen Schwingungsenergie, die ein hohes Heilpotenzial in sich trägt. Diese Korrektur hilft Ihnen, sich »aufzurichten«.

Die Edelsteinhöhle

1. Legen Sie eine Hand auf die Stirn und die andere Hand quer über die Mitte des Hinterkopfes (Abb. S. 40).

2. Stellen Sie sich einen schönen Edelstein vor, der sich wie in einem Märchen in einen Berg verwandelt. Er wächst vor Ihren Augen. Sie entdecken einen Eingang, gehen hinein und befinden sich in einer Edelsteinhöhle.

3. Schauen Sie sich um, und betrachten Sie die herrlichen Farben und das Glitzern an den Wänden. Genießen Sie die Pracht und die außergewöhnliche Energie dieser besonderen Höhle.

4. Dehnen Sie nun die Augen nach oben, und denken Sie an etwas, was für Sie sehr wertvoll ist. Es kann ein anderer Edelstein sein, Schmuck, eine Schatztruhe, Tiere, Pflanzen, eine Landschaft oder auch eine Person. Lassen Sie Ihrer Fantasie freien Lauf. Falls negative Bilder auftauchen, verändern Sie sie zu etwas Positivem. Fragen Sie sich immer wieder, was oder wer für Sie wertvoll ist und Ihnen guttut.

5. Schauen Sie in jede Richtung, und sehen Sie, was sich überall plötzlich zeigt. Was fällt Ihnen ein, das einfach schön und wertvoll ist? Lassen Sie sich Zeit.

6. Entscheiden Sie sich für die schönste »Erscheinung«. Versuchen Sie zu sehen, wie Sie erfreut in der Höhle stehen und die »Erscheinung« betrachten. Nehmen Sie einen tiefen Atemzug, trinken Sie Wasser, und schnippen Sie mit den Fingern.

7 Schreiben Sie einen positiven Satz auf, der zu dem Schlussbild passt und mit »Ich bin...« beginnt.

Wenn wir häufig Enttäuschungen erleben, Leistungen nicht erbringen oder in einer Mangelsituation aufgewachsen sind, verlieren wir den Zugang zu dem Schönen, Edlen und Einzigartigen in uns. Wir sind oft nicht mehr in der Lage, zu erkennen, was wir eigentlich wert sind und dass wir uns etwas Schönes gönnen dürfen. Wir haben Minderwertigkeitsgefühle. Die Bilder während der Visualisierungsübung bringen uns wieder in Kontakt mit dem Gefühl, etwas zu verdienen und etwas wert zu sein.

Die Korrektur hilft Ihnen, optimistisch und selbstbewusst zu werden und ein starkes Selbstwertgefühl zu entwickeln.

Das Innere Kind trösten

1. Legen Sie eine Hand auf die Stirn und die andere Hand quer über die Mitte des Hinterkopfes (Abb. S. 40).
2. Sehen Sie sich als Kind oder Jugendlichen in einer Situation aus Ihrer Erinnerung. Schauen Sie sich genau an. Sie sehen ein Kind, dem es nicht gutgeht.
3. Stellen Sie sich vor, Sie selbst betreten als Mutter oder Vater die Szene und helfen dem Kind. Was braucht das Kind? Als Erwachsener können Sie dem Kind das geben, was es jetzt braucht. Sehen Sie, wie das Kind von Ihnen getröstet wird oder Hilfe erhält.
4. Behalten Sie ein schönes Schlussbild von dem glücklichen Kind in sich. Atmen Sie tief ein, trinken Sie Wasser, und schnippen Sie mit den Fingern.
5. Schreiben Sie einen positiven Satz auf, der zu dem Schlussbild passt und mit »Ich bin...« beginnt.

Situationen, die uns emotional belasten, lassen uns manchmal in eine totale Hilflosigkeit verfallen, wie wir sie als Kind erlebten. Wir sind dann nicht in der Lage, selbstständig zu handeln. Stattdessen fühlen wir uns unseren Gefühlen ausgeliefert. Wir glauben, dass uns Zuneigung fehlt, und denken, dass wir ohne andere nicht leben können. Wir fühlen uns abhängig und hilflos wie ein Kind und machen andere Menschen für unsere Probleme verantwortlich. In der Visualisierung sehen wir uns als Erwachsene und erkennen, dass wir Verantwortung übernehmen können. Wir spüren die eigene Autorität.

Diese Korrektur hilft Ihnen, Vertrauen in Ihre Handlungen zu entwickeln. Sie übernehmen Eigenverantwortung und erfahren Ihre Schöpferkraft.

Die Belastung abgeben

1. Legen Sie eine Hand auf die Stirn und die andere Hand quer über die Mitte des Hinterkopfes (Abb. S. 40).
2. Schließen Sie die Augen, und stellen Sie sich eine belastende Situation vor. Es kann ein Stein sein, den Sie auf dem Rücken tragen, ein Gewicht oder ein Sack. Schieben Sie einen schweren Karren vor sich her, oder ziehen Sie etwas Schweres? Selbst ein großer Goldklumpen kann eine Belastung sein. Lassen Sie Ihrer Fantasie freien Lauf. Was sehen Sie?
3. Nun entledigen Sie sich der Belastung, indem Sie sie zerstören. Stecken Sie sie in eine Rakete, und schießen Sie sie ins Weltall. Oder verbrennen Sie die den belastenden

Gegenstand. Vielleicht kommt auch ein Engel und nimmt ihn Ihnen ab. Schauen Sie hin, und genießen Sie das Gefühl, dass die Belastung von Ihnen genommen wurde.

4. Behalten Sie ein schönes Schlussbild in sich. Atmen Sie tief ein, trinken Sie Wasser, und schnippen Sie mit den Fingern.

5. Schreiben Sie einen positiven Satz auf, der zu dem Schlussbild passt und mit »Ich bin…« beginnt.

Wenn wir wenig lachen, erschöpft und müde sind, tragen wir zu viel Belastung. Wir übernehmen zu viel Verantwortung, weil wir nicht loslassen können. Wir wollen gebraucht werden und übernehmen viele Aufgaben für andere, statt den eigenen Weg zu gehen. Die Bedürfnisse anderer Menschen wichtiger zu nehmen als seine eigenen, ist eine große Belastung. Da diese Belastung häufig nicht greifbar ist, hilft es, sich ein Bild davon zu machen. Die Belastung erhält eine Form, sodass wir mit ihr arbeiten und sie in unserer Fantasie loslassen können.

Die Korrektur hilft Ihnen, Leichtigkeit und Lebensfreude zuzulassen, damit Sie wieder Ideen für die Gestaltung Ihres eigenen Lebensweges entwickeln können.

Die Situation in Farbe betrachten

1. Legen Sie eine Hand auf die Stirn und die andere Hand quer über die Mitte des Hinterkopfes (Abb. S. 40).

2. Schließen Sie die Augen, und denken Sie an die Situation aus Ihrer Vergangenheit.

3. Denken Sie nun an eine Farbe. Sie können sie auch mit dem kinesiologischen Muskeltest herausfinden. Lernen Sie aber, Ihrer Spontaneität zu vertrauen.

4. Sehen Sie nun die Situation so, als hielten Sie einen Farbfilter vor die Augen. Alles sieht beispielsweise nun grün aus.

5. Spüren Sie in sich hinein. Was bewirkt das gefärbte Bild in Ihnen? Sehen Sie alles friedlicher? Auch die Handlung verändert sich, und es entsteht ein schönes Schlussbild. Vielleicht liegen sich nun alle Anwesenden in den Armen, Sie können sich ganz allein in Ihrem Zimmer entspannen, oder Sie sehen sich und Ihre Eltern, die Ihnen etwas vorlesen. Behalten Sie das schöne Schlussbild in sich, atmen Sie tief ein, trinken Sie Wasser, und schnippen Sie mit den Fingern.

6. Schreiben Sie einen positiven Satz auf, der zu dem Schlussbild passt und mit »Ich bin…« beginnt.

Situationen, die uns emotional belasteten, haben wir wahrscheinlich oft erlebt und uns an sie gewöhnt. Sobald wir uns eine belastende Situation in einer einzigen Farbe vorstellen, verliert die Situation selbst an Bedeutung. Sie definiert sich dann ausschließlich über die Farbe. Diese Veränderung bewirkt, dass wir alles im »eigenen Licht« sehen und uns positiv verändern.

Die Korrektur hilft Ihnen, den eigenen Standpunkt zu vertreten.

Den Körper reinigen

1. Legen Sie eine Hand auf die Stirn und die andere Hand quer über die Mitte des Hinterkopfes (Abb. S. 40).
2. Schließen Sie die Augen, denken Sie an eine Farbe oder testen Sie sie kinesiologisch aus. Sie können auch klares Wasser wählen.
3. Stellen Sie sich vor, wie Ihr Körper von innen mit dem Wasser, das Sie in Ihrer Vorstellung gefärbt haben, von oben nach unten durchgespült wird. Es kann auch ein Wasserfall sein, der gleichmäßig Ihren Körper und Ihre Organe durchspült. Verkrustungen lösen sich, und Ihr Körper wird von innen sauber.
4. Betrachten Sie sich selbst nach der Reinigung. Wie sehen Sie aus, wenn Sie sich sauber fühlen oder von einer Farbe ausgefüllt sind? Lachen Sie, tanzen Sie, oder singen Sie vielleicht?
5. Betrachten Sie das schöne Schlussbild, atmen Sie tief ein, trinken Sie Wasser, und schnippen Sie mit den Fingern.
6. Schreiben Sie einen positiven Satz auf, der zu dem Schlussbild passt und mit »Ich bin...« beginnt.

Negative Gedanken über uns, schlechte Nachrichten, Lästereien oder auch üble Nachreden verunreinigen uns. Durch die Vorstellung, wie wir unseren Körper reinigen, klären wir uns auf der energetischen Ebene. Diese innere Reinheit lässt uns wieder wissen, was wir fühlen. Wir lassen uns dann nicht mehr von anderen beeinflussen.

Diese Korrektur hilft Ihnen, gute und reine Gedanken zuzulassen, sodass Sie sich ehrlich ausdrücken und wieder herzerfrischende Kontakte pflegen können.

Das Bild rahmen und es verändern

1. Legen Sie eine Hand auf die Stirn und die andere Hand quer über die Mitte des Hinterkopfes (Abb. S. 40).
2. Stellen Sie sich die belastende Situation vor. Suchen Sie das unangenehmste Bild aus dieser Szene heraus, und schauen Sie es sich genau an. Lassen Sie sich Zeit.
3. Stellen Sie sich nun einen Rahmen zu diesem Bild vor. Kreieren Sie einen hässlichen Rahmen.
4. Betrachten Sie nun ausschließlich den Rahmen, und tauschen Sie ihn gegen einen wunderschönen Rahmen aus. Das gerahmte Bild ist dabei unwichtig. Wie sieht Ihr neuer Rahmen aus? Welche Farbe und Form hat er? Aus welchem Material besteht er? Ist er verschnörkelt oder eher schlicht? Lassen Sie Ihrer Fantasie freien Lauf.
5. Betrachten Sie nun das Bild und den Rahmen. Auch das Bild hat sich verändert. Sie sehen ein schönes Bild von sich. Wie sehen Sie nun aus, und was machen Sie? Sie können auch eine völlig andere Szene sehen, oder die unangenehme Situation verändert sich vor Ihrem geistigen Auge.
6. Schauen Sie so lange hin, bis ein schönes Schlussbild entsteht. Atmen Sie tief ein, trinken Sie Wasser, und schnippen Sie mit den Fingern.
7. Schreiben Sie einen positiven Satz auf, der zu dem Schlussbild passt und mit »Ich bin…« beginnt.

Durch diese Übung trennen Sie ein Gefühl von einem Ereignis. Indem Sie Ihre Aufmerksamkeit auf den Rahmen richten und ihn unabhängig vom Bild verändern, trennen Sie die negative Situation ab. Das positive Verändern des Rahmens bewirkt, dass das negative Bild seine Macht verliert. Es wird unwichtig, sodass Sie es leicht austauschen können. Die Korrektur hilft, negative Erlebnisse objektiv zu betrachten. Sie fühlen sich durch die negative Erfahrung nicht mehr betroffen und sind emotional völlig frei, falls dieses Thema wieder auftauchen sollte.

Die Bedrohung auflösen

1. Schließen Sie die Augen, und stellen Sie sich etwas vor, was Sie bedroht. Lassen Sie Ihrer Fantasie freien Lauf. Es kann ein Tier, aber auch ein Gewitter sein. Beginnen Sie, die zwei Akupunkturpunkte Niere 27 (Siehe Abbildung) mit dem Zeige- und dem Mittelfinger zu beklopfen. Dehnen Sie die Au-

gen und rollen Sie dabei mit den Augen langsam im Uhrzeigersinn. Beginnen Sie das Augenrollen auf einer Uhr, die Sie sich vorstellen, um 12 Uhr, und folgen Sie dem Uhrzeiger eine ganze Runde.

2. In der ersten Runde nähert sich die Bedrohung. Schauen Sie genau hin, wie sie nun aussieht. Denken Sie daran, dass Ihnen nichts geschehen kann. Rollen Sie mit den Augen weiter, beklopfen Sie dabei auch die Akupunkturpunkte, und betrachten Sie die Bedrohung.

3. Wenn Sie wieder bei 12 Uhr ankommen, machen Sie diese Übung noch einmal entgegen dem Uhrzeigersinn. Überlegen Sie sich dabei, was geschehen soll, damit die Bedrohung schwindet. Vielleicht verliert das Tier oder der Mensch, der Sie bedroht, das Interesse an Ihnen, oder das Gewitter legt sich. So wendet sich die gefährliche Situation zum Positiven. Schauen Sie so lange hin, bis ein schönes Schlussbild entsteht. Sie sehen, dass Sie sicher sind. Atmen Sie tief ein, trinken Sie Wasser, und schnippen Sie mit den Fingern.

4. Schreiben Sie einen positiven Satz auf, der zu dem Schlussbild passt und mit »Ich bin ...« beginnt.

Angst ist oft nicht greifbar. Diese Übung hilft dabei, sich ein Bild von der Angst zu machen. Durch die Vorstellung, wie die Angst aussehen kann, treten wir in Kontakt mit ihr. Wir akzeptieren sie. Durch die Veränderungen in unserer Fantasie gewinnen wir die Macht über die Angst und können bewusst etwas verändern. Das Dehnen, das Augenrollen und das Klopfen der Akupunkturpunkte bringt festsitzende, negative Energie wieder zum Fließen, und die Angst wird abgeleitet. Das Klopfen der Akupunkturpunkte Niere 27 regt den Nierenmeridian an. In der chinesischen Medizin wird er dem Element Wasser zugeordnet und regelt den Energiehaushalt. Zudem unterstützt er die Widerstandskraft des Körpers gegen psychischen Stress, entgiftet den Körper und reguliert den Wasserhaushalt.

Die Korrektur hilft Ihnen, selbstsicher zu sein und innere Ruhe zu erlangen. Die Angst kann Sie nun nicht mehr beherrschen.

Die Körperblockade wegklopfen

1. Schließen Sie die Augen, und denken Sie spontan an eine Körperstelle oder ein Körperteil.

2. Beginnen Sie gleichzeitig die zwei Akupunkturpunkte Niere 27 (Siehe Abb., S. 48) mit dem Zeige- und dem Mittelfinger zu beklopfen. Dehnen Sie die Augen und rollen

Sie dabei mit den Augen langsam im Uhrzeigersinn. Beginnen Sie das Augenrollen auf einer Uhr, die Sie sich vorstellen, um 12 Uhr, und folgen Sie dem Uhrzeiger eine ganze Runde.

3. Stellen Sie sich nun vor, wie eine Blockade an dieser Körperstelle aussehen könnte. Befindet sich dort vielleicht eine Eisenplatte, die auf Ihre Brust drückt? Sind Ihre Augen rot, und Sie starren vor sich hin? Oder steckt Ihnen ein verrosteter Nagel in der Schulter? Lassen Sie Ihrer Fantasie freien Lauf. Schauen Sie sich die Blockade genau an, während Sie sich beklopfen und mit den Augen rollen.

4. Nachdem Sie eine Runde beendet haben, rollen Sie mit den Augen noch einmal entgegen dem Uhrzeigersinn. Überlegen Sie sich dabei, wie Sie die Blockade auflösen. Vielleicht leuchtet ein starker Lichtstrahl auf die Eisenplatte, sodass sich der Kleber löst und die Platte einfach auf den Boden fällt. Oder der rostige Nagel verwandelt sich in eine Flüssigkeit, und die Schulter wird wieder beweglich. Oder Sie erkennen, dass Sie rote Kontaktlinsen getragen haben, und nehmen sie einfach heraus?

5. Schauen Sie genau hin, wie gesund Ihr Körper jetzt ist. Wie sieht die gesunde Körperstelle nun aus? Schauen Sie so lange hin, bis ein schönes Schlussbild entsteht. Atmen Sie tief ein, trinken Sie Wasser, und schnippen Sie mit den Fingern.

6. Schreiben Sie einen positiven Satz auf, der zu dem Schlussbild passt und mit »Ich bin ...« beginnt.

Die blockierte Körperstelle, die uns einfällt, wenn wir uns an eine unangenehme Situation in der Kindheit erinnern, will uns auf etwas hinweisen. Unser Körper ist der Tempel unserer Seele. Er lügt nicht, sondern er zeigt uns, was wir denken. Es gibt viele Bücher, in denen die Botschaften des Körpers erläutert werden. Wenn wir aber eine Idee haben, welche Botschaft eine bestimmte Körperstelle für uns hat, ist dies ein wichtiger Hinweis. Wir müssen nicht zwangsläufig auch Beschwerden an dieser speziellen Körperstelle haben. Die Visualisierung, das Augenrollen und das Klopfen der Akupunkturpunkte lösen diese körperlichen Blockaden. Das Klopfen der Akupunkturpunkte Niere 27 regt den Nierenmeridian an. In der chinesischen Medizin wird er dem Element Wasser zugeordnet und regelt den Energiehaushalt.

Die Korrektur hilft Ihnen loszulassen. Sie verinnerlichen, dass nicht immer nur der Wille zählt. Sie können sich besser dem Fluss des Lebens anvertrauen.

Das ist Ihre Wahrheit –
Die 107 Farbkombinationen
und ihre Botschaften

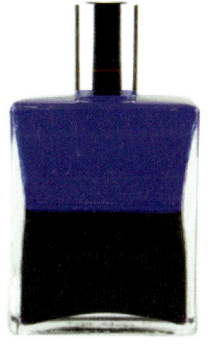

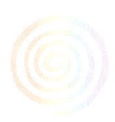

0 Königsblau / Tiefmagenta

Quintessenz: Pallas Athene
Pomander: Tiefmagenta

Meine Wahrheit: Ich habe das absolute Urvertrauen. Ganz tief in mir ruht das Wissen, dass mich nichts zerstören und mir nichts geschehen kann. Ich habe Vertrauen in das Leben, aber auch in die Zerstörung und den Tod. Ich weiß, es geht immer irgendwie weiter – es gibt kein Ende.	**Wenn ich aber ehrlich bin:** Am liebsten möchte ich mich verkriechen. Wenn andere etwas von mir verlangen oder mit mir Kontakt aufnehmen, würde ich gern verschwinden. Ich fühle mich kaum in der Lage, etwas zu tun oder auf Menschen zuzugehen. Ich habe Angst.

Kommt Ihnen dieses Verhalten bekannt vor? Erinnern Sie sich an eine Situation in den letzten drei Monaten, in der Sie sich so fühlten?

Kinesiologische Korrektur: Augenkurzschluss

Ursache: Welche Gefühle meiner Mutter könnte ich im Mutterleib mitbekommen oder sogar selbst erlebt haben, die mich ängstigten?	Falls Sie zu der Frage keine Erinnerung haben, lesen Sie das Kapitel »Die Kraft der eigenen Fantasie«.

Welcher negative Satz, der mit »Ich muss…« beginnt, fällt Ihnen zu dieser Situation ein?

Korrektur über innere Bilder: Die Bedrohung auflösen

Schreiben Sie einen positiven Satz auf, der Ihnen direkt nach der Korrektur einfällt und mit »Ich bin…« beginnt.

Machen Sie nun die Übung »Liegende Acht«, und führen Sie sie drei Tage hintereinander dreimal täglich durch.

Lernbotschaft: Lernen Sie, in sich hineinzuhören und eine »Innenschau« zu machen. In der Meditation, besonders wenn sie von Klängen begleitet wird, und in den inneren Bildern, erhalten Sie Kontakt zu Ihrem verborgenen Wissen, das Ihnen tiefe Ruhe und Vertrauen gibt.

Fragen Sie sich nun, wann Sie so etwas schon einmal erlebt haben. Spüren Sie nach, wie gut es Ihnen tat.

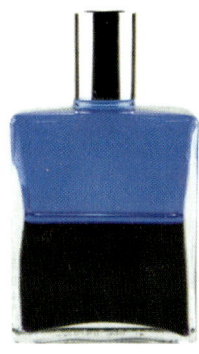

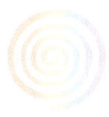

1 Blau / Tiefmagenta

Quintessenz: Pallas Athene
Pomander: Tiefmagenta

Meine Wahrheit: Ich fühle mich ange-	Wenn ich aber ehrlich bin: Ich fühle
nommen, wahrgenommen und beachtet. Ich darf einfach »da« sein, so wie ich bin. Ich fühle mich geborgen und versorgt. Mit dem Gefühl der Sicherheit lebe und handle ich selbstsicher und in Ruhe. Ich bin aufnahmefähig und kooperativ.	mich allein gelassen, verlassen und verloren. Ich bin unsicher, wenn ich Verantwortung übernehmen soll. Ich nehme meinen Mitmenschen Arbeit ab, weil ich ihnen nichts zutraue. Ich muss alles allein bewältigen, und alles lastet auf mir.

Kommt Ihnen dieses Verhalten bekannt vor? Erinnern Sie sich an eine Situation in den letzten drei Monaten, in der Sie sich so fühlten?

Kinesiologische Korrektur: Stress im Körper abbauen

Ursache: Was könnte nach der Geburt oder	Falls Sie zu der Frage keine Erinnerung
in den darauffolgenden zwölf Monaten geschehen sein, dass ich mich verlassen und allein fühlte, aber körperlich von einer Person abhängig war?	haben, lesen Sie das Kapitel »Die Kraft der eigenen Fantasie«.

Welcher negative Satz, der mit »Ich muss…« beginnt, fällt Ihnen zu dieser Situation ein?

Korrektur über innere Bilder: Verbindung mit einer Person, einem Tier oder einem Gegenstand

Schreiben Sie einen positiven Satz auf, der Ihnen direkt nach der Korrektur einfällt und mit »Ich bin...« beginnt.

Machen Sie nun die Übung »Liegende Acht«, und führen Sie sie drei Tage hintereinander dreimal täglich durch.

Lernbotschaft: Lernen Sie, sich zurückzunehmen. Sie können nicht alles und müssen auch nicht alles allein bewältigen. Geben Sie anderen eine Chance, so zu sein und zu handeln, wie sie es möchten. Gönnen Sie sich mehr Geborgenheit und Frieden.

Fragen Sie sich nun, wann Sie so etwas schon einmal erlebt haben. Spüren Sie nach, wie gut es Ihnen tat.

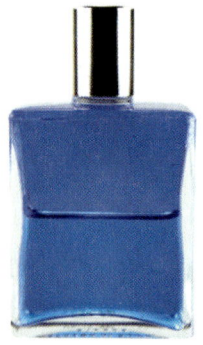 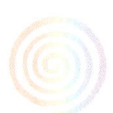

2 Blau / Blau

Quintessenz: El Morya
Pomander: Saphirblau oder Königsblau

Meine Wahrheit: Ich kann mich gut konzentrieren und habe Ausdauer. Projekte realisiere ich eigenverantwortlich, und ich lasse mich auch von der Kritik nahestehender Personen nicht irritieren. Ich akzeptiere die Meinung anderer, trotzdem weiß ich genau, was ich will und was gut für mich ist. Ich gehe alles selbstsicher an und bringe es auch zu Ende.	Wenn ich aber ehrlich bin: Ich fühle mich unsicher, wenn ich Ideen habe, die ich verwirklichen möchte. Ich beginne manchmal Projekte voller Energie und verfolge dann meine Ideen nicht mehr weiter. Die »Luft« ist dann raus. Manchmal weiß ich nicht, was ich tun soll. Ich denke, dass ich immer andere Menschen fragen und es ihnen recht machen muss.

Kommt Ihnen dieses Verhalten bekannt vor? Erinnern Sie sich an eine Situation in den letzten drei Monaten, in der Sie sich so fühlten?

Ursache: Was könnte im Alter von zwei Jahren geschehen sein, dass ich mich aus meiner Ruhe »herausgerissen« fühlte, ich mich immer anpassen musste und nicht das tun konnte, was ich wollte?

Falls Sie zu der Frage keine Erinnerung haben, lesen Sie das Kapitel »Die Kraft der eigenen Fantasie«.

Welcher negative Satz, der mit »Ich muss...« beginnt, fällt Ihnen zu dieser Situation ein?

Korrektur über innere Bilder: Trennung von einer Person, einem Tier oder einem Gegenstand

Schreiben Sie einen positiven Satz auf, der Ihnen direkt nach der Korrektur einfällt und mit »Ich bin...« beginnt.

Machen Sie nun die Übung »Liegende Acht«, und führen Sie sie drei Tage hintereinander dreimal täglich durch.

Lernbotschaft: Nehmen Sie bewusst wahr, wie Sie sich von anderen Menschen emotional beeinflussen lassen, während Sie mit etwas beschäftigt sind. Machen Sie dann konsequent weiter. Reagieren Sie auf andere Menschen nicht schnell, sondern lassen Sie zuerst etwas Zeit vergehen.

Fragen Sie sich nun, wann Sie so etwas schon einmal erlebt haben. Spüren Sie nach, wie gut es Ihnen tat.

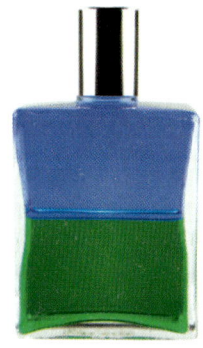

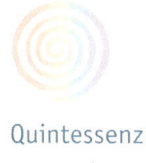

3 Blau / Grün

Quintessenz: Hilarion oder Djwal Khul
Pomander: Smaragdgrün

Meine Wahrheit: Ich kann gute und herzliche Kontakte zu anderen Menschen pflegen. Ich habe viele Freunde und gleichberechtigte Beziehungen und fühle mich einfach wohl in der Gegenwart anderer Menschen. Ich lasse mich gern von meinen Mitmenschen inspirieren.	Wenn ich aber ehrlich bin: Ich neige dazu, mich besonders gut darstellen zu wollen, zu übertreiben oder etwas Besonderes sein zu wollen oder besitzen zu müssen. Ich muss einfach anders – wenn möglich, besser – sein.

Kommt Ihnen dieses Verhalten bekannt vor? Erinnern Sie sich an eine Situation in den letzten drei Monaten, in der Sie sich so fühlten?

Kinesiologische Korrektur: Fixierung

Ursache: Was könnte im Alter von drei Jahren geschehen sein, dass andere immer besser waren oder schönere Dinge besaßen als ich?	Falls Sie zu der Frage keine Erinnerung haben, lesen Sie das Kapitel »Die Kraft der eigenen Fantasie«.

Welcher negative Satz, der mit »Ich muss...« beginnt, fällt Ihnen zu dieser Situation ein?

Korrektur über innere Bilder: Einen Engel rufen

Schreiben Sie einen positiven Satz auf, der Ihnen direkt nach der Korrektur einfällt und mit »Ich bin...« beginnt.

Machen Sie nun die Übung »Liegende Acht«, und führen Sie sie drei Tage hintereinander dreimal täglich durch.

Lernbotschaft: Lernen Sie, die Kraft des Herzens anzuwenden, indem Sie Mitgefühl für andere zulassen. Mitgefühl heißt nicht, immer mitzuleiden oder mitzufühlen, wenn es anderen Menschen schlechtgeht. Mitgefühl ist besonders die Fähigkeit, sich von Herzen mitzufreuen, wenn es anderen richtig gutgeht und sie Erfolg haben.

Fragen Sie sich nun, wann Sie so etwas schon einmal erlebt haben. Spüren Sie nach, wie gut es Ihnen tat.

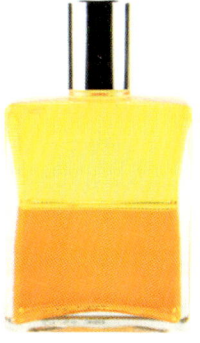

4 Gelb / Gold

Quintessenz: Lady Portia
Pomander: Gold

| **Meine Wahrheit:** Ich kann mich richtig freuen und bin optimistisch und offen für neue Ideen und Unternehmungen. Ich habe Lust, etwas Neues auszuprobieren, auch wenn es mit einem Risiko verbunden ist. | **Wenn ich aber ehrlich bin:** Auf Vorschläge für etwas Neues oder wenn mir jemand freudig etwas berichtet, reagiere ich erst einmal negativ. Ich bezweifle, dass etwas gut ausgehen kann, und versuche sogar, anderen ihre Pläne auszureden. Ich kann mich eigentlich auf gar nichts freuen. |

Kommt Ihnen dieses Verhalten bekannt vor? Erinnern Sie sich an eine Situation in den letzten drei Monaten, in der Sie sich so fühlten?

Kinesiologische Korrektur: Fixierung

Ursache: Was könnte im Alter von vier Jahren geschehen sein, dass ich mich auf etwas oder jemanden sehr gefreut habe, aber zutiefst enttäuscht wurde?	Falls Sie zu der Frage keine Erinnerung haben, lesen Sie das Kapitel »Die Kraft der eigenen Fantasie«.

Welcher negative Satz, der mit »Ich muss…« beginnt, fällt Ihnen zu dieser Situation ein?

Korrektur über innere Bilder: Die Edelsteinhöhle

Schreiben Sie einen positiven Satz auf, der Ihnen direkt nach der Korrektur einfällt und mit »Ich bin…« beginnt.

Machen Sie nun die Übung »Liegende Acht«, und führen Sie sie drei Tage hintereinander dreimal täglich durch.

Lernbotschaft: Lernen Sie, dass es keine Enttäuschungen gibt, sondern nur Erkenntnisse. Wenn etwas anders ausgeht, als Sie es erwartet haben, heißt das nur, dass Sie ein negatives Gefühl übersehen haben oder nicht wahrhaben wollten. Fragen Sie sich, was Sie übersehen haben, wenn Sie enttäuscht sind. Lernen Sie, sich wieder mit Ihren Fantasien und Wünschen zu identifizieren. Sie werden bewusster hinschauen, sodass Situationen auch positiv ausgehen.

Fragen Sie sich nun, wann Sie so etwas schon einmal erlebt haben. Spüren Sie nach, wie gut es Ihnen tat.

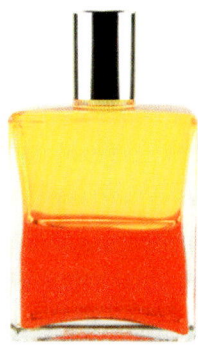

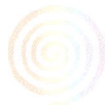

5 Gelb / Rot

Quintessenz: Der Christus
Pomander: Dunkelrot oder Rot

Meine Wahrheit: Ich kann meine Gefühle spontan ausdrücken, sie zeigen und auch danach handeln. Ich reagiere auch auf Gefühle von anderen. Ich kann gut Nähe zeigen, weil ich andere Menschen einfach aus der Situation heraus berühre, wenn mir danach ist oder ich bemerke, dass sie es wollen. Wenn ich spüre, dass da etwas mit mir geschieht, was ich nicht möchte, kann ich mich sofort schützen.	**Wenn ich aber ehrlich bin:** Ich bin gehemmt und schüchtern, verhalte mich steif und verkrampft. Ich bleibe bei Gesprächen und im Kontakt mit anderen oberflächlich, halte Abstand und achte darauf, einen kühlen Kopf zu bewahren und mich über »sinnvolle« und »vernünftige« Dinge zu unterhalten. Es kann auch sein, dass ich immer besonders locker und lustig wirken will und einen Witz parat habe, damit niemand meine Gefühle bemerkt.

Kommt Ihnen dieses Verhalten bekannt vor? Erinnern Sie sich an eine Situation in den letzten drei Monaten, in der Sie sich so fühlten?

Kinesiologische Korrektur: Stress im Körper abbauen

Ursache: Was könnte im Alter von fünf Jahren geschehen sein, dass ich meine Bedürfnisse nicht zeigen oder äußern konnte, weil ich nicht ernst genommen wurde? Vielleicht war auch die Umgebung so ernst, dass ich keine positiven und spontanen Gefühle ausleben konnte.	Falls Sie zu der Frage keine Erinnerung haben, lesen Sie das Kapitel »Die Kraft der eigenen Fantasie«.

Welcher negative Satz, der mit »Ich muss...« beginnt, fällt Ihnen zu dieser Situation ein?

> Korrektur über innere Bilder: Das Innere Kind trösten

Schreiben Sie einen positiven Satz auf, der Ihnen direkt nach der Korrektur einfällt und mit »Ich bin...« beginnt.

Machen Sie nun die Übung »Liegende Acht«, und führen Sie sie drei Tage hintereinander dreimal täglich durch.

Lernbotschaft: Nehmen Sie Ihre Gefühle wahr, wenn andere Ihnen emotional entgegentreten. Vertrauen Sie in diesen Momenten Ihren Gefühlen. Fragen Sie sich, ob Sie Zuneigung oder Ablehnung wahrnehmen, und seien Sie sich selbst treu. Leben Sie Ihre Gefühle aus.

Fragen Sie sich nun, wann Sie so etwas schon einmal erlebt haben. Spüren Sie nach, wie gut es Ihnen tat.

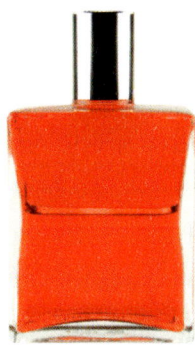

6 Rot / Rot

Quintessenz: Der Christus
Pomander: Dunkelrot oder Rot

Meine Wahrheit: Ich kann mich gut behaupten und habe ein selbstsicheres ehrliches Auftreten. Ich kann mich auch gut auf scheinbar schwer zu bewältigende Situationen einlassen und mich Herausforderungen stellen, weil ich mir eine Menge zutraue.

Wenn ich aber ehrlich bin: Ich fühle mich überfordert, kann nicht klar denken, bin verkrampft und zwinge mich selbst dazu, etwas zu erledigen. Besonders wenn jemand von mir Leistung erwartet, gerate ich unter Druck und spüre einen großen Widerstand. Ich mache mir die Dinge selbst schwer, indem ich alles gleichzeitig und vor allem perfekt erledigen will. Ich neige manchmal auch dazu, mich vor einer Tätigkeit zu drücken.

Kommt Ihnen dieses Verhalten bekannt vor? Erinnern Sie sich an eine Situation in den letzten drei Monaten, in der Sie sich so fühlten?

Kinesiologische Korrektur: Überkreuzbewegung

Ursache: Was könnte im Alter von sechs Jahren geschehen sein, dass ich etwas tun musste oder mich gezwungen fühlte, etwas zu tun, und körperlich überfordert war? Ich hatte einen großen Widerstand in mir, alles war mir zu viel und zu anstrengend.

Falls Sie zu der Frage keine Erinnerung haben, lesen Sie das Kapitel »Die Kraft der eigenen Fantasie«.

Welcher negative Satz, der mit »Ich muss ...« beginnt, fällt Ihnen zu dieser Situation ein?

Schreiben Sie einen positiven Satz auf, der Ihnen direkt nach der Korrektur einfällt und mit »Ich bin…« beginnt.

Machen Sie nun die Übung »Liegende Acht«, und führen Sie sie drei Tage hintereinander dreimal täglich durch.

Lernbotschaft: Wenn Sie glauben, dass Sie etwas nicht können oder wollen, aus welchen Gründen auch immer, nehmen Sie sich Zeit. Finden Sie heraus, wie Sie Dinge so erledigen können, dass es Ihnen dabei gutgeht. Tun Sie es so, wie Sie es können oder wollen. Erlauben Sie sich, es sich so einfach wie möglich zu machen!

Fragen Sie sich nun, wann Sie so etwas schon einmal erlebt haben. Spüren Sie nach, wie gut es Ihnen tat.

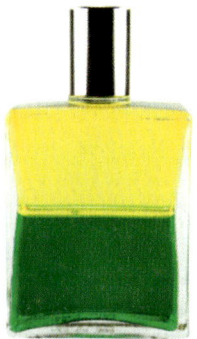

7 Gelb / Grün

Quintessenz:	Hilarion oder Djwal Khul
Pomander:	Smaragdgrün oder Olivgrün

Meine Wahrheit: Ich bin in der Lage, mich auf neue Wege zu begeben. Ich erkenne, wenn ich mich von gewohnten Dingen, Handlungsweisen, Überzeugungen oder Menschen trennen muss, damit ich etwas Neues ausprobieren kann. Ich habe viel gelernt, kann auf dieser Basis aufbauen und die Entscheidung treffen, Dinge anders und neu anzugehen und zu betrachten.	**Wenn ich aber ehrlich bin:** Ich bin unsicher, nervös, verwirrt und überlastet. Ich kritisierte andere, setze sie unter Druck oder drohe mich zurückzuziehen. Ich kann nicht organisieren.

Kommt Ihnen dieses Verhalten bekannt vor? Erinnern Sie sich an eine Situation in den letzten drei Monaten, in der Sie sich so fühlten?

Kinesiologische Korrektur: Transversalfluss

Ursache: Was könnte im Alter von sieben Jahren geschehen sein, dass ich verzweifelt, durcheinander oder sogar genervt war, weil etwas nicht mehr seinen gewohnten Gang nahm? Ich konnte mich auf nichts mehr verlassen. Vielleicht habe ich mich auch im Stich gelassen gefühlt.	Falls Sie zu der Frage keine Erinnerung haben, lesen Sie das Kapitel »Die Kraft der eigenen Fantasie«.

Welcher negative Satz, der mit »Ich muss...« beginnt, fällt Ihnen zu dieser Situation ein?

Korrektur über innere Bilder: Die Belastung abgeben

Schreiben Sie einen positiven Satz auf, der Ihnen direkt nach der Korrektur einfällt und mit »Ich bin...« beginnt.

Machen Sie nun die Übung »Liegende Acht«, und führen Sie sie drei Tage hintereinander dreimal täglich durch.

Lernbotschaft: Lernen Sie, sich von Gewohnheiten zu verabschieden. Machen Sie sich bewusst, was Sie bereits geschafft und gelernt haben, obwohl dies sehr schwierig war. Sie können darauf aufbauen und das Gelernte dazu nutzen, einen neuen und leichteren Weg einzuschlagen. Dies kann auch ein unbekannter Weg bzw. eine unbekannte Methode sein.

Fragen Sie sich nun, wann Sie so etwas schon einmal erlebt haben. Spüren Sie nach, wie gut es Ihnen tat.

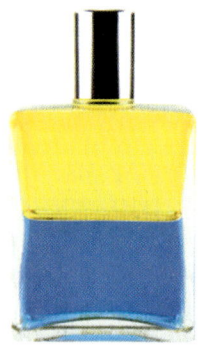

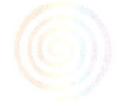

8 Gelb / Blau

Quintessenz: El Morya
Pomander: Saphirblau oder Königsblau

Meine Wahrheit: Ich kann gut meinen Standpunkt vertreten, weil ich die Dinge klar durchschaue und genau weiß, wo ich stehe und wohin ich gehöre. Ich kenne meine Grenzen und meine Stärken, sodass ich mich in neuen Situationen gut orientieren kann.	**Wenn ich aber ehrlich bin:** Ich lasse mich oft von anderen Menschen beeinflussen, besonders wenn Gefühle im Spiel sind. Ich weiß einfach nicht, was ich will, und lasse mich von der Meinung anderer überzeugen. Ich neige dazu, mich regelrecht in anderen Menschen zu verlieren, und übernehme ihre Ansichten. Es kann sogar so weit gehen, dass ich mich für Dinge engagiere und Menschen »hofiere«, die ich eigentlich ablehne.

Kommt Ihnen dieses Verhalten bekannt vor? Erinnern Sie sich an eine Situation in den letzten drei Monaten, in der Sie sich so fühlten?

Kinesiologische Korrektur: Stress im Körper abbauen

Ursache: Was könnte im Alter von acht Jahren geschehen sein, dass ich mich nicht zu reden traute? Vielleicht habe ich es auch getan und wurde nicht verstanden oder bestraft, weil ich etwas »Schlimmes« gesagt hatte.	Falls Sie zu der Frage keine Erinnerung haben, lesen Sie das Kapitel »Die Kraft der eigenen Fantasie«.

Welcher negative Satz, der mit »Ich muss …« beginnt, fällt Ihnen zu dieser Situation ein?

Schreiben Sie einen positiven Satz auf, der Ihnen direkt nach der Korrektur einfällt und mit »Ich bin...« beginnt.

Machen Sie nun die Übung »Liegende Acht«, und führen Sie sie drei Tage hintereinander dreimal täglich durch.

Lernbotschaft: Lernen Sie, nicht immer sofort zu handeln, wenn andere Menschen oder Dinge auf Sie einwirken. Versuchen Sie, die Situation erst einmal in Ruhe zu beobachten, ohne Schlussfolgerungen zu ziehen. Lernen Sie Gelassenheit und das Wahrnehmen von Details, so zentrieren Sie sich und verbinden Verstand und Gefühl. Durch die Beobachtung grenzen Sie sich ab, und Ihr persönlicher Standpunkt entwickelt sich.

Fragen Sie sich nun, wann Sie so etwas schon einmal erlebt haben. Spüren Sie nach, wie gut es Ihnen tat.

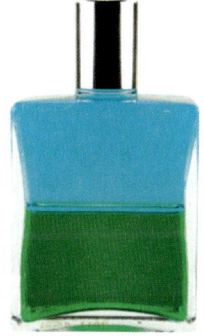
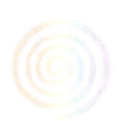

9 Türkis / Grün

Quintessenz: Hilarion oder Djwal Khul
Pomander: Smaragdgrün

Meine Wahrheit: Ich kann mich ganz natürlich in der Umgebung von Kollegen, Freunden, Bekannten und Verwandten verhalten. Ich bin in der Lage, meine Ideen und Gefühle, auch wenn sie ausgefallen oder ungewöhnlich sind, einfach auszusprechen und zu zeigen. Aus diesem Grund finden mich meine Mitmenschen interessant.

Wenn ich aber ehrlich bin: Ich fühle mich in der Gesellschaft einer bestimmten Gruppe oder eines bestimmten Menschen nicht wohl, tue aber so, als ob alles in Ordnung wäre. Ich verstelle mich und spiele eine Rolle, nur damit ich gut ankomme.

Kommt Ihnen dieses Verhalten bekannt vor? Erinnern Sie sich an eine Situation in den letzten drei Monaten, in der Sie sich so fühlten?

Kinesiologische Korrektur: Ohrenkurzschluss

Ursache: Was könnte im Alter von neun Jahren geschehen sein, dass ich eine unpassende Rolle oder Aufgabe übernahm, nur um anerkannt zu werden?	Falls Sie zu der Frage keine Erinnerung haben, lesen Sie das Kapitel »Die Kraft der eigenen Fantasie«.

Welcher negative Satz, der mit »Ich muss...« beginnt, fällt Ihnen zu dieser Situation ein?

Korrektur über innere Bilder: Den Körper reinigen

Schreiben Sie einen positiven Satz auf, der Ihnen direkt nach der Korrektur einfällt und mit »Ich bin...« beginnt.

Machen Sie nun die Übung »Liegende Acht«, und führen Sie sie drei Tage hintereinander dreimal täglich durch.

Lernbotschaft: Lernen Sie, sich so zu geben und zu zeigen, wie Sie sind. Äußern Sie Ihre Ideen, eventuell auch Ihre Gefühle, egal was andere über Sie denken oder reden. Seien Sie rein, und trennen Sie sich ganz bewusst von negativen Gedanken über andere Menschen. Üben Sie sich im »Ehrlichsein«, und suchen Sie sich bewusst Ihre Freunde aus.

Fragen Sie sich nun, wann Sie so etwas schon einmal erlebt haben. Spüren Sie nach, wie gut es Ihnen tat.

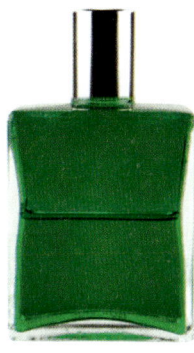

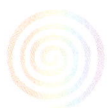

10 Grün / Grün

Quintessenz: Hilarion oder Djwal Khul
Pomander: Smaragdgrün

Meine Wahrheit: Ich fühle mich körperlich gesund und ausgeglichen. Ich weiß genau, was und wer mir guttut. Ich erkenne auch, was mir fehlt. Aus einer enormen inneren Ruhe, Stärke und Sicherheit heraus bin ich in der Lage, meine Gedanken klar auszudrücken. Ich bin sehr präsent und werde voll und ganz akzeptiert.	Wenn ich aber ehrlich bin: Ich bin verunsichert, deswegen bin ich bescheiden und erlaube oder gönne mir nichts. Ich bin brav und tue, was man von mir erwartet. Ich glaube, dass andere wissen, was richtig und gut ist, und folge ihren Ratschlägen.

Kommt Ihnen dieses Verhalten bekannt vor? Erinnern Sie sich an eine Situation in den letzten drei Monaten, in der Sie sich so fühlten?

Kinesiologische Korrektur: Ohrenkurzschluss

Ursache: Was könnte während der Schwangerschaft oder im Alter von ein oder zehn Jahren geschehen sein, das starke Schuldgefühle ausgelöst hat und mich dazu brachte, »im Erdboden versinken« zu wollen? Vielleicht fühlte ich mich auch ungerecht behandelt.	Falls Sie zu der Frage keine Erinnerung haben, lesen Sie das Kapitel »Die Kraft der eigenen Fantasie«.

Welcher negative Satz, der mit »Ich muss...« beginnt, fällt Ihnen zu dieser Situation ein?

Korrektur über innere Bilder: Das Bild rahmen und es verändern

Schreiben Sie einen positiven Satz auf, der Ihnen direkt nach der Korrektur einfällt und mit »Ich bin…« beginnt.

Machen Sie nun die Übung »Liegende Acht«, führen Sie sie drei Tage hintereinander dreimal täglich durch.

Lernbotschaft: Lernen Sie, Ihre Aufmerksamkeit bewusst zu steuern. Richten Sie Ihre Konzentration und Aufmerksamkeit immer wieder auf Menschen, Dinge und Arbeiten, die Ihnen guttun. Wenn Sie in Zwangsgedanken oder -handlungen verfallen, verbinden Sie sich bewusst mit Ihrem Körper. Dazu sagen Sie »meine Beine« oder »meine Hände« und nehmen sie in allen Einzelheiten wahr. Treiben Sie Sport, oder gehen Sie in die Sauna und in die Natur, damit Sie Ihren Körper bewusst spüren und im Hier und Jetzt ankommen.

Fragen Sie sich nun, wann Sie so etwas schon einmal erlebt haben. Spüren Sie nach, wie gut es Ihnen tat.

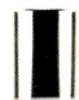
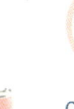
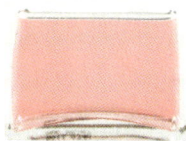

11 Klar / Rosa

Quintessenz: Lady Nada oder Orion und Angelika
Pomander: Rosa

<table>
<tr><td>Meine Wahrheit: Ich weiß, dass ich eine sinnvolle Tätigkeit ausübe und mit meinem Wissen und Können gebraucht werde. Ich habe meinen Platz in der Gesellschaft gefunden. Meine Dienste werden benötigt, und ich fühle mich zutiefst angenommen. Ich habe erkannt, dass ich eine bestimmte Aufgabe zu erfüllen habe und ein Glied in einer Kette bin.</td><td>Wenn ich aber ehrlich bin: Ich halte mich oft zurück und lasse andere vor. Ich denke, dass ich nicht so wichtig bin und nicht gebraucht werde. Manchmal weiß ich nichts mit mir anzufangen. An anderen Tagen fühle ich mich überfordert, wenn ich zu sehr gebraucht werde.</td></tr>
</table>

Kommt Ihnen dieses Verhalten bekannt vor? Erinnern Sie sich an eine Situation in den letzten drei Monaten, in der Sie sich so fühlten?

Kinesiologische Korrektur: Transversalfluss

<table>
<tr><td>Ursache: Was könnte im Alter von zwei oder elf Jahren geschehen sein, dass ich mich als Außenseiter fühlte? Ich fühlte mich abgelehnt von den Mitmenschen oder einer Gruppe, zu der ich gehören wollte. Vielleicht habe ich auch meine damalige Aufgabe nicht erfüllt und wurde »ausgestoßen«.</td><td>Falls Sie zu der Frage keine Erinnerung haben, lesen Sie das Kapitel »Die Kraft der eigenen Fantasie«.</td></tr>
</table>

Welcher negative Satz, der mit »Ich muss...« beginnt, fällt Ihnen zu dieser Situation ein?

Schreiben Sie einen positiven Satz auf, der Ihnen direkt nach der Korrektur einfällt und mit »Ich bin ...« beginnt.

Machen Sie nun die Übung »Liegende Acht«, und führen Sie sie drei Tage hintereinander dreimal täglich durch.

Lernbotschaft: Stellen Sie sich schwierigen Situationen, und versuchen Sie, sie zu bewältigen. Es ist wichtig für Sie, einen Weg zu finden, wie Sie sich helfen können. Suchen Sie diesen Weg. Sie werden schnell merken, dass Sie mehr können, als Sie denken, und dass andere Menschen Sie als Gleichberechtigte/n wahrnehmen.

Fragen Sie sich nun, wann Sie so etwas schon einmal erlebt haben. Spüren Sie nach, wie gut es Ihnen tat.

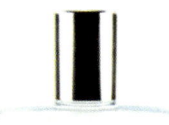
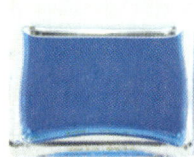
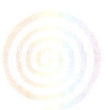

12 Klar / Blau

Quintessenz:	El Morya
Pomander:	Saphirblau oder Königsblau

Meine Wahrheit: Ich spüre genau, wann ich mich einem Geschehen hingeben sollte oder mich von anderen »mitreißen« lassen kann. Ich kann gut zuhören und Informationen aufnehmen. So lasse ich die Dinge in Vertrauen auf mich zukommen. Ich spüre Leichtigkeit, weil ich weiß, dass es immer einen Weg gibt und sich die Dinge zum Besten entwickeln, solange ich bewusst und wachsam bin.

Wenn ich aber ehrlich bin: Ich bin manchmal sehr bestimmend. Ohne auf die Meinung anderer zu hören oder ihnen überhaupt zuzuhören, sage ich, was zu tun ist.

Kommt Ihnen dieses Verhalten bekannt vor? Erinnern Sie sich an eine Situation in den letzten drei Monaten, in der Sie sich so fühlten?

Kinesiologische Korrektur: Transversalfluss

Ursache: Was könnte im Alter von drei oder zwölf Jahren geschehen sein, dass ich unbedingt meinen Willen durchsetzen wollte? Es kann auch sein, dass ich mit niemandem Kontakt aufnehmen wollte und nichts sehen, hören oder sagen wollte.

Falls Sie zu der Frage keine Erinnerung haben, lesen Sie das Kapitel »Die Kraft der eigenen Fantasie«.

Welcher negative Satz, der mit »Ich muss...« beginnt, fällt Ihnen zu dieser Situation ein?

Korrektur über innere Bilder: Die Körperblockade wegklopfen

Schreiben Sie einen positiven Satz auf, der Ihnen direkt nach der Korrektur einfällt und mit »Ich bin...« beginnt.

Machen Sie nun die Übung »Liegende Acht«, und führen Sie sie drei Tage hintereinander dreimal täglich durch.

Lernbotschaft: Lernen Sie, etwas loszulassen, wenn es schwieriger wird als geplant oder es sich anders entwickelt. Sie müssen nicht jeden überzeugen. Versuchen Sie, zu schweigen und anderen bewusst zuzuhören. Bewerten oder vergleichen Sie nicht sofort. Gehen Sie das »Risiko« ein, anderen Menschen zu folgen oder sich auf unbekannte Situationen einzulassen.

Fragen Sie sich nun, wann Sie so etwas schon einmal erlebt haben. Spüren Sie nach, wie gut es Ihnen tat.

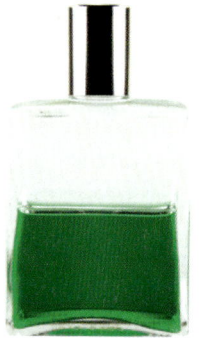

13 Klar / Grün

Quintessenz:	Hilarion oder Djwal Khul
Pomander:	Smaragdgrün

Meine Wahrheit: Ich kann Situationen und Menschen gut einschätzen und die Wahrheit erkennen. Ich nehme meine eigenen Gefühle zu anderen Menschen deutlich wahr und verlasse mich auf sie. Ich spüre, ob jemand lügt oder sich verstellt. Ich täusche mich selten in Menschen und weiß genau, wohin ich gehöre.	**Wenn ich aber ehrlich bin:** Ich fühle mich hin und her gerissen, weiß einfach oft nicht, was ich will oder fühle. Ich kann mich nicht entscheiden und mache einfach alles mit, was andere machen. Manchmal sind mir andere Menschen auch egal, sie interessieren sich ja auch nicht für mich.

Kommt Ihnen dieses Verhalten bekannt vor? Erinnern Sie sich an eine Situation in den letzten drei Monaten, in der Sie sich so fühlten?

Kinesiologische Korrektur: Eingeengte Schädelknochen befreien

---

Ursache: Was könnte im Alter von vier oder dreizehn Jahren geschehen sein, dass ich mich nicht mehr zurechtfand? Ich wusste nicht mehr, was ich will. Worauf ich mich sonst freute, war mir plötzlich egal?

Falls Sie zu der Frage keine Erinnerung haben, lesen Sie das Kapitel »Die Kraft der eigenen Fantasie«.

Welcher negative Satz, der mit »Ich muss…« beginnt, fällt Ihnen zu dieser Situation ein?

Korrektur über innere Bilder: Die Edelsteinhöhle

Schreiben Sie einen positiven Satz auf, der Ihnen direkt nach der Korrektur einfällt und mit »Ich bin…« beginnt.

Machen Sie nun die Übung »Liegende Acht«, und führen Sie sie drei Tage hintereinander dreimal täglich durch.

Lernbotschaft: Vertrauen Sie den Gedanken und Bildern, die Ihnen im Zusammenhang mit anderen Menschen oder bestimmten Situationen einfallen. Versuchen Sie, Ihre Wahrnehmung zu schätzen und sich daran zu orientieren.

Fragen Sie sich nun, wann Sie so etwas schon einmal erlebt haben. Spüren Sie nach, wie gut es Ihnen tat.

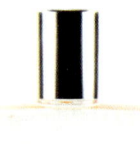
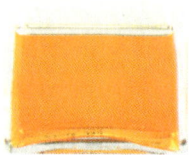
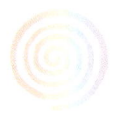

14 Klar / Gold

Quintessenz: Lady Portia
Pomander: Gold

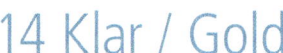

Meine Wahrheit: Ich bin selbstsicher und weiß, dass ich etwas kann. Ich besitze emotionale und geistige Klarheit. Mein Wissen und Können sind immer abrufbar und präsent. Ich kann gut Entscheidungen treffen. Im emotionalen Bereich weiß ich spontan genau, was zu tun ist.	**Wenn ich aber ehrlich bin:** Ich habe ein großes emotionales oder auch körperliches Bedürfnis danach, etwas zu tun. Ich weiß aber oft nicht, ob ich es beginnen soll und was richtig ist. Es fällt mir schwer, Entscheidungen zu treffen, die mit Gefühlen zusammenhängen.

Kommt Ihnen dieses Verhalten bekannt vor? Erinnern Sie sich an eine Situation in den letzten drei Monaten, in der Sie sich so fühlten?

Kinesiologische Korrektur: Stress im Körper abbauen

Ursache: Was könnte im Alter von fünf oder vierzehn Jahren geschehen sein, dass ich einen Schock bekam und die einfachsten Dinge nicht mehr wusste und ausführen konnte?	Falls Sie zu der Frage keine Erinnerung haben, lesen Sie das Kapitel »Die Kraft der eigenen Fantasie«.

Welcher negative Satz, der mit »Ich muss...« beginnt, fällt Ihnen zu dieser Situation ein?

Korrektur über innere Bilder: Das Innere Kind trösten

Schreiben Sie einen positiven Satz auf, der Ihnen direkt nach der Korrektur einfällt und mit »Ich bin...« beginnt.

Machen Sie nun die Übung »Liegende Acht«, und führen Sie sie drei Tage hintereinander dreimal täglich durch.

Lernbotschaft: Schaffen Sie sich Ruhe und Stabilität, indem Sie versuchen, das Beurteilen und das Verurteilen Ihrer selbst und anderer Menschen zu unterlassen. Versuchen Sie, an sich zu entdecken, was Sie an anderen bewundern oder reizvoll finden. Erkennen Sie, dass es auch in Ihnen steckt, denn die anderen Menschen wirken als Spiegel. Sie erkennen nur, was auch Sie besitzen. Genießen und verschaffen Sie sich mehr Freude und Spaß im Leben, gerade auch außerhalb Ihres Berufslebens.

Fragen Sie sich nun, wann Sie so etwas schon einmal erlebt haben. Spüren Sie nach, wie gut es Ihnen tat.

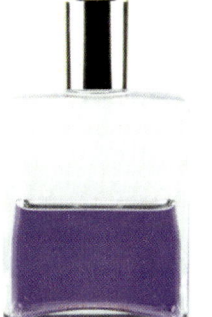

15 Klar / Violett

Quintessenz:	St. Germain
Pomander:	Violett

Meine Wahrheit: Ich bin mir dessen ganz sicher, dass ich mir selbst und nahestehenden Personen vertrauen kann. Ich weiß, wo ich in einer Beziehung stehe und wann ich eine feste Beziehung eingehen sollte.	**Wenn ich aber ehrlich bin:** Ich habe das Gefühl, jemanden verloren zu haben, der mir sehr nahe steht. Ich neige vielleicht dazu, dieser Person bewusst aus dem Weg zu gehen, wenn wir uns treffen, oder ich versuche, wieder Kontakt mit ihr aufzunehmen. Ich hänge an der Vergangenheit dieser Beziehung.

Kommt Ihnen dieses Verhalten bekannt vor? Erinnern Sie sich an eine Situation in den letzten drei Monaten, in der Sie sich so fühlten?

Ursache: Was könnte im Alter von sechs oder fünfzehn Jahren geschehen sein, dass ich eine freundschaftliche Beziehung eingehen wollte, dies aber nicht funktioniert hat? Vielleicht entwickelte sich die Beziehung auch in eine unerwartete Richtung und ich habe unter dieser Entwicklung sehr gelitten.	Falls Sie zu der Frage keine Erinnerung haben, lesen Sie das Kapitel »Die Kraft der eigenen Fantasie«.

Welcher negative Satz, der mit »Ich muss ...« beginnt, fällt Ihnen zu dieser Situation ein?

Korrektur über innere Bilder: Stirn-Hinterkopf-Halten

Schreiben Sie einen positiven Satz auf, der Ihnen direkt nach der Korrektur einfällt und mit »Ich bin ...« beginnt.

Machen Sie nun die Übung »Liegende Acht«, führen Sie sie drei Tage hintereinander dreimal täglich durch.

Lernbotschaft: Lassen Sie körperliche Beziehungen zu. Sie dürfen den Menschen, die Ihnen nahestehen, auch körperlich näher kommen. Eine herzliche Umarmung lässt eine Beziehung manchmal aufleben.

Fragen Sie sich nun, wann Sie so etwas schon einmal erlebt haben. Spüren Sie nach, wie gut es Ihnen tat.

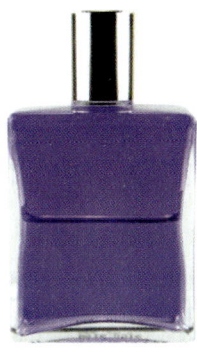

16 Violett / Violett

Quintessenz:	St. Germain
Pomander:	Violett

Meine Wahrheit: Ich bin in der Lage, in Beziehungen meinen eigenen Weg zu gehen. Da ich mich selbst gut kenne und weiß, wo ich stehe und was ich in die Beziehung investiere, entsteht eine harmonische Verbindung zwischen mir und meinem Partner. In einer Beziehung kann ich stets meine Bedürfnisse im Einklang mit dem Partner ausleben.	Wenn ich aber ehrlich bin: Ich bin manchmal sehr traurig und sogar depressiv. Ich weiß nicht mehr, wie es weitergehen soll. Ich kann mich auf neue Dinge oder andere Menschen nicht einlassen. Ich sehe manchmal keinen Sinn mehr in dem, was ich tue. Aus diesem Grund lasse ich mich leicht manipulieren.

Kommt Ihnen dieses Verhalten bekannt vor? Erinnern Sie sich an eine Situation in den letzten drei Monaten, in der Sie sich so fühlten?

Kinesiologische Korrektur: Transversalfluss

Ursache: Was könnte im Alter von sieben oder sechzehn Jahren geschehen sein, dass etwas zu Ende ging, das mein Lebensinhalt war?	Falls Sie zu der Frage keine Erinnerung haben, lesen Sie das Kapitel »Die Kraft der eigenen Fantasie«.

Welcher negative Satz, der mit »Ich muss…« beginnt, fällt Ihnen zu dieser Situation ein?

Korrektur über innere Bilder: Die Belastung abgeben

Schreiben Sie einen positiven Satz auf, der Ihnen direkt nach der Korrektur einfällt und mit »Ich bin…« beginnt.

Machen Sie nun die Übung »Liegende Acht«, und führen Sie sie drei Tage hintereinander dreimal täglich durch.

Lernbotschaft: Lernen Sie, dass es nicht so schwer ist, sich auf Unbekanntes und Ungewohntes einzulassen. Neues zu entdecken bringt meistens Leichtigkeit ins Leben. Machen Sie sich bewusst, wie oft Sie die Wege von vertrauten Menschen gehen, die vielleicht für Sie persönlich zu schwer sind. Fragen Sie sich, ob Sie sich zu sehr beeinflussen lassen. Folgen Sie Ihrem eigenen Weg, der Ihnen viel mehr Freude bereitet.

Fragen Sie sich nun, wann Sie so etwas schon einmal erlebt haben. Spüren Sie nach, wie gut es Ihnen tat.

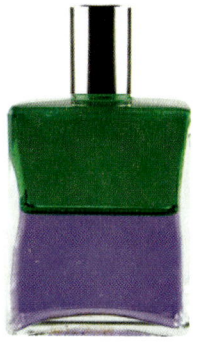

17 Grün / Violett

Quintessenz: St. Germain
Pomander: Violett

| Meine Wahrheit: Ich bin in Beziehungen zu nahestehenden Menschen sehr offen und ehrlich. Ich rede über meine tiefsten Gefühle und Wahrnehmungen und vertraue mich dem Menschen voll und ganz an. Auch wenn ich mich einer Sache verpflichte, fühle ich mich damit verbunden, bin ehrlich und erledige sie nach bestem Wissen und Gewissen. | Wenn ich aber ehrlich bin: Ich traue mich nicht, über meine Gefühle zu sprechen, weil ich denke, dass man so etwas nicht tut oder andere Menschen dann schlecht über mich denken. Bei nahestehenden Menschen achte ich besonders darauf, was ich sage. |

Kommt Ihnen dieses Verhalten bekannt vor? Erinnern Sie sich an eine Situation in den letzten drei Monaten, in der Sie sich so fühlten?

Ursache: Was könnte im Alter von acht oder siebzehn Jahren geschehen sein, dass mein Vertrauen missbraucht wurde? Ich habe geäußert, was mir fehlt und was ich brauche, denke und fühle, und danach habe ich mich verraten und missverstanden gefühlt?

Falls Sie zu der Frage keine Erinnerung haben, lesen Sie das Kapitel »Die Kraft der eigenen Fantasie«.

Welcher negative Satz, der mit »Ich muss...« beginnt, fällt Ihnen zu dieser Situation ein?

Korrektur über innere Bilder: Die Situation in Farbe betrachten

Schreiben Sie einen positiven Satz auf, der Ihnen direkt nach der Korrektur einfällt und mit »Ich bin...« beginnt.

Machen Sie nun die Übung »Liegende Acht«, und führen Sie sie drei Tage hintereinander dreimal täglich durch.

Lernbotschaft: Lernen Sie, sich zu zentrieren, wenn Sie Ihre Wahrheit verkünden. Machen Sie sich vorher bewusst, was Sie spüren und welche Meinung Sie haben. Drücken Sie sich klar aus, und vertreten Sie Ihren Standpunkt, so kann Sie jeder gut verstehen und akzeptieren.

Fragen Sie sich nun, wann Sie so etwas schon einmal erlebt haben. Spüren Sie nach, wie gut es Ihnen tat.

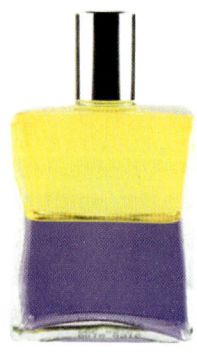

18 Gelb / Violett

Quintessenz: St. Germain
Pomander: Violett

Meine Wahrheit: Ich habe eine sehr starke Wahrnehmungsfähigkeit. Ich spüre, ob andere Menschen mir gut oder schlecht gesinnt sind. Auch wenn sie selbst es mit mir gut meinen, kann es sein, dass mir diese Beziehung eher schadet. Ich spüre und erkenne dies sehr deutlich. Dann übernehme ich die volle Verantwortung für diese Wahrnehmung. Ich äußere sie offen und ehrlich oder schlage bewusst einen anderen Weg ein.

Wenn ich aber ehrlich bin: Ich traue mir selber nicht, denn manchmal habe ich ein komisches Gefühl. Irgendwie passt dann das Verhalten anderer Menschen nicht zu dem, was sie zu mir sagen. Ich drücke dann fast gewaltsam dieses Gefühl in mir weg, indem ich mich erst recht mit diesem Menschen befasse.

Kommt Ihnen dieses Verhalten bekannt vor? Erinnern Sie sich an eine Situation in den letzten drei Monaten, in der Sie sich so fühlten?

Kinesiologische Korrektur: Fixierung

Ursache: Was könnte im Alter von neun oder achtzehn Jahren geschehen sein, dass ich Angst vor einem Freund hatte? Ich fühlte mich nicht sehr wohl in seiner Gegenwart, aber ich traute mich nicht, mich zu entfernen oder es ihm zu sagen. Ich hatte Angst vor seiner Macht.

Falls Sie zu der Frage keine Erinnerung haben, lesen Sie das Kapitel »Die Kraft der eigenen Fantasie«.

Welcher negative Satz, der mit »Ich muss…« beginnt, fällt Ihnen zu dieser Situation ein?

Korrektur über innere Bilder: Den Körper reinigen

Schreiben Sie einen positiven Satz auf, der Ihnen direkt nach der Korrektur einfällt und mit »Ich bin…« beginnt.

Machen Sie nun die Übung »Liegende Acht«, und führen Sie sie drei Tage hintereinander dreimal täglich durch.

Lernbotschaft: Lernen Sie, sich nicht auf jeden Menschen oder jede Sache sofort einzulassen. Wenn Sie jemanden kennenlernen oder Sie etwas tun sollen, achten Sie auf Ihren ersten Eindruck. Sobald Sie etwas als negativ empfinden, nehmen Sie Ihre Wahrnehmung ernst und halten Sie Abstand. Äußern Sie sich, wenn Ihnen etwas nicht passt. Sie können sich auch immer auf eine positive Erstwahrnehmung verlassen.

Fragen Sie sich nun, wann Sie so etwas schon einmal erlebt haben. Spüren Sie nach, wie gut es Ihnen tat.

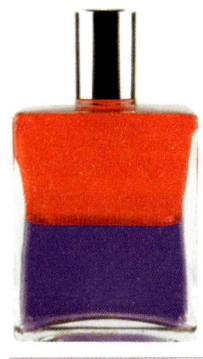

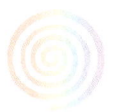

19 Rot / Violett

Quintessenz:　St. Germain
Pomander:　　Violett

Meine Wahrheit: Ich bin sehr selbstsicher und fühle mich stark und kräftig. Ich kann mich und meine Gefühle klar und selbstbewusst präsentieren und mich gut behaupten. Wenn mir jemand einreden will, dass ich schlecht oder gewissenlos bin, setze ich mich zur Wehr. Wenn ich etwas tatsächlich übersehen oder mich anderen gegenüber ungerecht verhalten habe, kann ich gut dazu stehen und mich ehrlich entschuldigen.	**Wenn ich aber ehrlich bin:** Wenn mich jemand auf etwas aufmerksam macht, was ich angeblich falsch gemacht habe, fühle ich mich stark angegriffen, ja sogar zutiefst verletzt. Ich verabscheue mich dann und fühle mich schlecht und schuldig. Ich bin dann völlig kraftlos und kann nichts mehr tun.

Kommt Ihnen dieses Verhalten bekannt vor? Erinnern Sie sich an eine Situation in den letzten drei Monaten, in der Sie sich so fühlten?

Kinesiologische Korrektur: Stress im Körper abbauen

Ursache: Was könnte während der Schwangerschaft oder im Alter von einem oder zehn Jahren geschehen sein, dass ich für etwas beschuldigt oder angegriffen wurde? Ich war mir keiner Schuld bewusst, fühlte mich aber, als sei mein Herz gebrochen.	Falls Sie zu der Frage keine Erinnerung haben, lesen Sie das Kapitel »Die Kraft der eigenen Fantasie«.

Welcher negative Satz, der mit »Ich muss...« beginnt, fällt Ihnen zu dieser Situation ein?

Schreiben Sie einen positiven Satz auf, der Ihnen direkt nach der Korrektur einfällt und mit »Ich bin...« beginnt.

Machen Sie nun die Übung »Liegende Acht«, und führen Sie sie drei Tage hintereinander dreimal täglich durch.

Lernbotschaft: Lernen Sie, in andere Menschen hineinzublicken, wenn sie Sie beschuldigen, beschimpfen oder Ihnen einreden wollen, dass Sie Fehler machen. Versuchen Sie, Mitgefühl zu entwickeln. Die Gefühle der anderen Person zu spüren, macht Ihnen deutlich, dass nicht Sie gemeint sind. Meistens fühlt sich die Person selbst minderwertig. Nehmen Sie auch Abstand, wenn Sie merken, dass das Verhalten der anderen Person sich nicht ändert. Sie schaden sich damit nur selbst.

Fragen Sie sich nun, wann Sie so etwas schon einmal erlebt haben. Spüren Sie nach, wie gut es Ihnen tat.

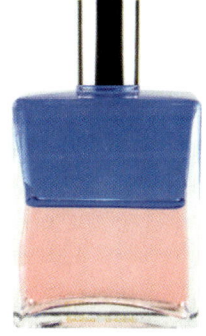
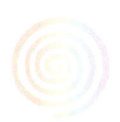

20 Blau / Rosa

Quintessenz:	Lady Nada oder Orion und Angelika
Pomander:	Rosa

Meine Wahrheit: Ich lebe in einem friedlichen Umfeld und fühle mich bedingungslos angenommen. Ich habe ein gutes Verhältnis zu mir selbst, gönne mir schöne Dinge und genieße sie. Ich kann alles erreichen, was ich mir vornehme.	Wenn ich aber ehrlich bin: Ich gönne mir oft keine Ruhe und neige dazu, mich selbst zu überfordern. Ich gehe auch gesundheitlich nicht gut mit mir um. Ich brauche meine Kräfte auf, weil ich dazu neige, Dinge für andere Menschen zu tun.

Kommt Ihnen dieses Verhalten bekannt vor? Erinnern Sie sich an eine Situation in den letzten drei Monaten, in der Sie sich so fühlten?

> Kinesiologische Korrektur: Überkreuzbewegung

Ursache: Was könnte während der Schwangerschaft oder im Alter von zwei Jahren geschehen sein, dass ich mich gehetzt oder gejagt fühlte, sodass ich nichts genießen konnte?	Falls Sie zu der Frage keine Erinnerung haben, lesen Sie das Kapitel »Die Kraft der eigenen Fantasie«.

Welcher negative Satz, der mit »Ich muss ...« beginnt, fällt Ihnen zu dieser Situation ein?

> Korrektur über innere Bilder: Trennung von einer Person, einem Tier oder Gegenstand

Schreiben Sie einen positiven Satz auf, der Ihnen direkt nach der Korrektur einfällt und mit »Ich bin ...« beginnt.

Machen Sie nun die Übung »Liegende Acht«, und führen Sie sie drei Tage hintereinander dreimal täglich durch.

Lernbotschaft: Achten Sie darauf, sich in Ihrer Ruhe nicht stören zu lassen, selbst wenn jemand möchte, dass Sie etwas sofort erledigen, obwohl Sie sich gerade entspannen oder für sich selbst sorgen. Seien Sie konsequent, und tun Sie etwas Gutes für sich; das ist für Sie wichtiger.

Fragen Sie sich nun, wann Sie so etwas schon einmal erlebt haben. Spüren Sie nach, wie gut es Ihnen tat.

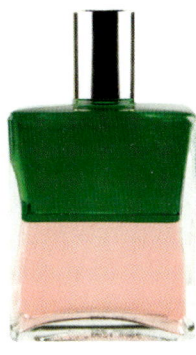

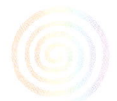

21 Grün / Rosa

Quintessenz: Lady Nada oder Orion und Angelika
Pomander: Rosa

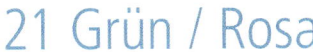

Meine Wahrheit: Ich spüre genau, was wahre Liebe ist. Wenn ich wahrhaftig liebe, bin ich tief mit einem Menschen verbunden. Worte, Taten und Äußerlichkeiten spielen eine untergeordnete Rolle. Diese wahre und echte Liebe kann ich bei vielen Menschen spüren.	Wenn ich aber ehrlich bin: Ich neige dazu, mich von einem anderen Menschen beeindrucken zu lassen, durch Äußerlichkeiten oder Taten. Es kann auch sein, dass ich mich verstelle. Ich tue dann, als ob die Person mich nicht interessiert, oder ich beurteile sie ständig negativ. Ich bin auf diese Person fixiert.

Kommt Ihnen dieses Verhalten bekannt vor? Erinnern Sie sich an eine Situation in den letzten drei Monaten, in der Sie sich so fühlten?

Kinesiologische Korrektur: Transversalfluss

Ursache: Was könnte im Alter von drei Jahren geschehen sein, dass ich mich stark zu einer Person hingezogen fühlte, weil sie mich sehr beeindruckt hat, und ich unbedingt von ihr gemocht werden wollte?	Falls Sie zu der Frage keine Erinnerung haben, lesen Sie das Kapitel »Die Kraft der eigenen Fantasie«.

Welcher negative Satz, der mit »Ich muss…« beginnt, fällt Ihnen zu dieser Situation ein?

Korrektur über innere Bilder: Einen Engel rufen

Schreiben Sie einen positiven Satz auf, der Ihnen direkt nach der Korrektur einfällt und mit »Ich bin...« beginnt.

Machen Sie nun die Übung »Liegende Acht«, und führen Sie sie drei Tage hintereinander dreimal täglich durch.

Fragen Sie sich nun, wann Sie so etwas schon einmal erlebt haben. Spüren Sie nach, wie gut es Ihnen tat.

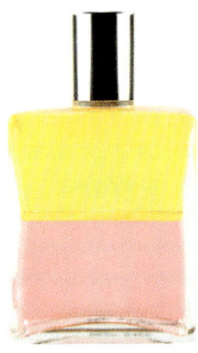

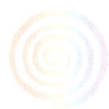

22 Gelb / Rosa

Quintessenz:	Lady Nada oder Orion und Angelika
Pomander:	Rosa

Meine Wahrheit: Ich bin sehr glücklich, weil ich erkannt habe, was Liebe ist. Sie ist unabhängig von Äußerlichkeiten. Ich lasse mich gerne auf Herzensangelegenheiten und Beziehungen ein, wenn ich spüre, dass bedingungslose Liebe die Grundlage bildet.

Wenn ich aber ehrlich bin: Ich fühle mich betrogen oder »geblendet« von der falschen Liebe. Ich bin zutiefst verletzt und verstehe nicht, warum eine Trennung von einem mir nahestehenden Menschen stattgefunden hat. Das Interesse an meiner Person ist wie weggeblasen. Ich stelle fest, dass ich allgemein keine Hoffnung auf Herzens- oder Liebesbeziehungen habe und sogar dazu neige, das Thema ins Lächerliche zu ziehen.

Kommt Ihnen dieses Verhalten bekannt vor? Erinnern Sie sich an eine Situation in den letzten drei Monaten, in der Sie sich so fühlten?

Kinesiologische Korrektur: Eingeengte Schädelknochen befreien

Ursache: Was könnte im Alter von vier Jahren geschehen sein, dass ich eine Trennung von einer nahestehenden Person erlebt habe? Ich war zutiefst enttäuscht, geschockt und habe einfach nicht verstanden, warum sie keinen Kontakt zu mir haben wollte. Es war doch immer schön und liebevoll, wenn wir zusammen waren.

Falls Sie zu der Frage keine Erinnerung haben, lesen Sie das Kapitel »Die Kraft der eigenen Fantasie«.

Welcher negative Satz, der mit »Ich muss…« beginnt, fällt Ihnen zu dieser Situation ein?

Korrektur über innere Bilder: Die Edelsteinhöhle

Schreiben Sie einen positiven Satz auf, der Ihnen direkt nach der Korrektur einfällt und mit »Ich bin…« beginnt.

Machen Sie nun die Übung »Liegende Acht«, und führen Sie sie drei Tage hintereinander dreimal täglich durch.

Lernbotschaft: Lernen Sie, dass sich Einstellungen, Verhaltensweisen und auch Beziehungen zum Positiven verändern können. Verwandlungen sind sogar natürlich. Geben Sie Ihr Bestes, und öffnen Sie sich für den Optimismus.

Fragen Sie sich nun, wann Sie so etwas schon einmal erlebt haben. Spüren Sie nach, wie gut es Ihnen tat.

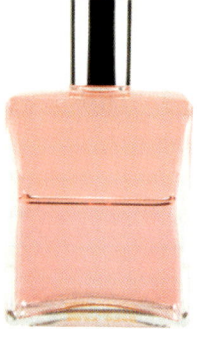 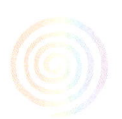

23 Rosa / Rosa

| Quintessenz: | Lady Nada oder Orion und Angelika |
| Pomander: | Rosa |

| Meine Wahrheit: Ich gönne mir schöne Dinge, pflege und verwöhne mich. Ich habe auch zu meinen Mitmenschen einen sehr liebevollen Kontakt. So entstehen sehr innige und liebevolle Beziehungen. | Wenn ich aber ehrlich bin: Ich neige manchmal zu einem selbstzerstörerischen Verhalten. Ich schimpfe viel oder neige zu Suchthandlungen. Ich lasse meine Wut und meine Aggression an anderen Menschen aus. Wenn sich mir jemand in solchen Situationen sanft nähern möchte, werde ich erst recht böse. |

Kommt Ihnen dieses Verhalten bekannt vor? Erinnern Sie sich an eine Situation in den letzten drei Monaten, in der Sie sich so fühlten?

Kinesiologische Korrektur: Überkreuzbewegung	
Ursache: Was könnte im Alter von fünf Jahren geschehen sein, dass ich von einer nahestehenden Person plötzlich und unerwartet bösartig behandelt wurde, nur weil ich es mir gutgehen ließ?	Falls Sie zu der Frage keine Erinnerung haben, lesen Sie das Kapitel »Die Kraft der eigenen Fantasie«.

Welcher negative Satz, der mit »Ich muss...« beginnt, fällt Ihnen zu dieser Situation ein?

Korrektur über innere Bilder: Das Innere Kind trösten

Schreiben Sie einen positiven Satz auf, der Ihnen direkt nach der Korrektur einfällt und mit »Ich bin...« beginnt.

Machen Sie nun die Übung »Liegende Acht«, und führen Sie sie drei Tage hintereinander dreimal täglich durch.

Lernbotschaft: Lernen Sie, in schwierigen Situationen zu schweigen. Ihr Gegenüber sieht nicht, dass Sie viel Liebe in sich tragen und Sie sie ausleben. Versuchen Sie, in der Schwingung der Liebe zu bleiben und sich darauf zu konzentrieren, dass es Ihnen weiter gutgeht.

Fragen Sie sich nun, wann Sie so etwas schon einmal erlebt haben. Spüren Sie nach, wie gut es Ihnen tat.

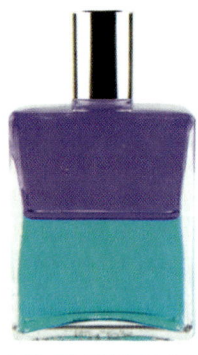

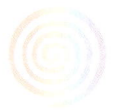

24 Violett / Türkis

Quintessenz: Maha Chohan
Pomander: Türkis

Meine Wahrheit: Ich weiß, wie wichtig es ist, gute und von Herzen kommende Gespräche zu führen. Ich reagiere immer sofort, wenn mich jemand sucht. Wenn ich selbst das Bedürfnis verspüre, mich auszutauschen, werde ich aktiv. Das »Plaudern«, das von Herzen kommt, kann heilend sein.

Wenn ich aber ehrlich bin: Ich mache mir manchmal sehr viele Gedanken über die Probleme anderer Menschen, besonders wenn diese mir am Herzen liegen. Ich denke und grübele unentwegt, ob und wie ich helfen könnte. Ich suche unbedingt den Kontakt und bin zutiefst verletzt, wenn die Menschen nicht auf mich hören. Ich möchte dann am liebsten den Kontakt ganz abbrechen.

Kommt Ihnen dieses Verhalten bekannt vor? Erinnern Sie sich an eine Situation in den letzten drei Monaten, in der Sie sich so fühlten?

Kinesiologische Korrektur: Überkreuzbewegung

Ursache: Was könnte im Alter von sechs Jahren geschehen sein, dass ich keine Chance hatte, richtige Freundschaften aufzubauen. Vielleicht bemühte ich mich um jemanden, der mich einfach nicht wahrnahm oder sogar sehr verletzte.

Falls Sie zu der Frage keine Erinnerung haben, lesen Sie das Kapitel »Die Kraft der eigenen Fantasie«.

Welcher negative Satz, der mit »Ich muss…« beginnt, fällt Ihnen zu dieser Situation ein?

Schreiben Sie einen positiven Satz auf, der Ihnen direkt nach der Korrektur einfällt und mit »Ich bin...« beginnt.

Machen Sie nun die Übung »Liegende Acht«, und führen Sie sie drei Tage hintereinander dreimal täglich durch.

Lernbotschaft: Öffnen Sie sich anderen Menschen in Freude. »Riskieren« Sie enge Freundschaften, aber lassen Sie diese sich ganz natürlich entwickeln. Wenn Sie spüren, dass es jemanden gibt, der den Kontakt zu Ihnen sucht und den Sie mögen, gehen Sie auf den Menschen zu. Haben Sie Spaß, anstatt immer nur Probleme zu wälzen.

Fragen Sie sich nun, wann Sie so etwas schon einmal erlebt haben. Spüren Sie nach, wie gut es Ihnen tat.

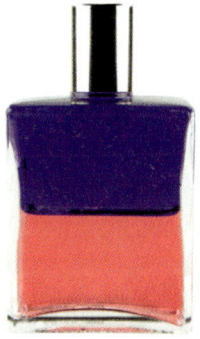
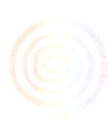

25 Rotviolett / Magenta

Quintessenz: Pallas Athene
Pomander: Tiefmagenta

Meine Wahrheit: In Verbindung mit einem nahestehenden Menschen oder mit einer Arbeit bin ich sehr authentisch und präsent. Ich sage es, wenn mir etwas nicht passt. Ich setze mich auch sehr für die Arbeit oder die Person ein. Ich fühle mich in der Arbeit oder bei der Person geborgen, weil ich mich gut darum kümmere.

Wenn ich aber ehrlich bin: Ich neige oft dazu, mich in einer Beziehung bevormunden oder mich von einer Arbeit stark vereinnahmen zu lassen. Ich bin häufig völlig erschöpft, aber es ist wichtig, dass es der Person gutgeht oder die Arbeit erledigt ist.

Kommt Ihnen dieses Verhalten bekannt vor? Erinnern Sie sich an eine Situation in den letzten drei Monaten, in der Sie sich so fühlten?

Kinesiologische Korrektur: Augenkurzschluss

Ursache: Was könnte im Alter von sieben Jahren geschehen sein, dass ich respektlos behandelt wurde, mich nicht gut versorgt fühlte, keine Geborgenheit verspürte und unausgeglichen war?	Falls Sie zu der Frage keine Erinnerung haben, lesen Sie das Kapitel »Die Kraft der eigenen Fantasie«.

Welcher negative Satz, der mit »Ich muss…« beginnt, fällt Ihnen zu dieser Situation ein?

Korrektur über innere Bilder: Die Belastung abgeben

Schreiben Sie einen positiven Satz auf, der Ihnen direkt nach der Korrektur einfällt und mit »Ich bin…« beginnt.

Machen Sie nun die Übung »Liegende Acht«, und führen Sie sie drei Tage hintereinander dreimal täglich durch.

Lernbotschaft: Bringen Sie den Mut auf, eine Beziehung oder eine gewohnte Arbeit neu zu gestalten. Bemerken Sie, wenn Sie respektlos werden oder man mit Ihnen respektlos umgeht. Auch wenn es für Sie und die andere Person ungewohnt ist, suchen Sie nach neuen Verhaltensweisen, die beiden guttun und Geborgenheit bringen.

Fragen Sie sich nun, wann Sie so etwas schon einmal erlebt haben. Spüren Sie nach, wie gut es Ihnen tat.

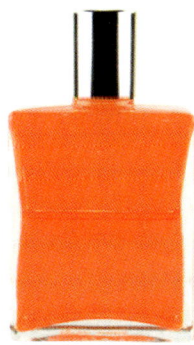

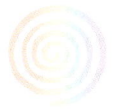

26 Orange / Orange

Quintessenz:	Lao Tse und Kwan Yin oder Sanat Kumara
Pomander:	Orange

Meine Wahrheit: Weil ich einer Sache oder einer Person gegenüber einen klaren inneren Standpunkt habe, kann ich mich so geben, wie ich bin. Ich äußere und zeige meine Gefühle, weil ich mir ganz sicher bin, wo ich stehe.

Wenn ich aber ehrlich bin: Ich bin sehr geschockt und sprachlos. Ich dachte, jemandem vertrauen zu können, habe der Person meine Gefühle und Emotionen offenbart, und nun läuft alles anders.

Kommt Ihnen dieses Verhalten bekannt vor? Erinnern Sie sich an eine Situation in den letzten drei Monaten, in der Sie sich so fühlten?

Kinesiologische Korrektur: Stress im Körper abbauen

Ursache: Was könnte im Alter von acht Jahren geschehen sein, dass eine vertraute Person mich anderen gegenüber lächerlich machte oder mich missachtete? Ich fühlte mich nicht ernst genommen.

Falls Sie zu der Frage keine Erinnerung haben, lesen Sie das Kapitel »Die Kraft der eigenen Fantasie«.

Welcher negative Satz, der mit »Ich muss...« beginnt, fällt Ihnen zu dieser Situation ein?

Korrektur über innere Bilder: Die Situation in Farbe betrachten

Schreiben Sie einen positiven Satz auf, der Ihnen direkt nach der Korrektur einfällt und mit »Ich bin...« beginnt.

Machen Sie nun die Übung »Liegende Acht«, und führen Sie sie drei Tage hintereinander dreimal täglich durch.

Lernbotschaft: Wenn Sie geschockt vom Verhalten einer vertrauten Person sind, versuchen Sie, sich klarzumachen, dass diese Person in dem Moment auch spontan gehandelt hat. Sie ist, wie sie ist, und lebt nach ihren Gefühlen. Das ist die Wahrheit in dem Moment. Versuchen Sie, es als Chance zu sehen, die Person noch besser kennenzulernen. So werden Sie sich bewusst, wo Sie stehen und wie es weitergehen soll.

Fragen Sie sich nun, wann Sie so etwas schon einmal erlebt haben. Spüren Sie nach, wie gut es Ihnen tat.

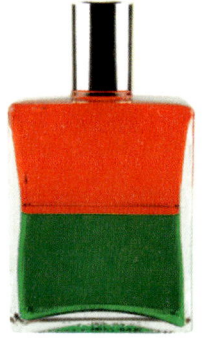

27 Rot / Grün

Quintessenz: Hilarion oder Djwal Khul
Pomander: Smaragdgrün

| **Meine Wahrheit:** Es ist mir sehr wichtig, meine Wahrheit zu realisieren. Ich arbeite stets daran, ehrlich zu sein, und lebe dies nach außen. Ich schaffe mir das entsprechende Umfeld und setze meine Pläne auch in die Tat um. Ich tue, was ich sage und fühle. | **Wenn ich aber ehrlich bin:** Wenn ich etwas gefunden habe, was mir guttut, und es realisieren möchte, kommt mir etwas anderes dazwischen. Oft lasse ich mir meine Vorhaben ausreden, oder es wird mir starker Widerstand entgegengebracht. Ich bin dann beeinflussbar und nehme wieder Abstand von der Verwirklichung meiner Wünsche. |

Kommt Ihnen dieses Verhalten bekannt vor? Erinnern Sie sich an eine Situation in den letzten drei Monaten, in der Sie sich so fühlten?

Ursache: Was könnte im Alter von neun Jahren geschehen sein, dass ich etwas tun musste, was mir zu anstrengend war und keinen Spaß machte? Ich passte mich trotzdem an und tat so, als ob ich es toll fände.	Falls Sie zu der Frage keine Erinnerung haben, lesen Sie das Kapitel »Die Kraft der eigenen Fantasie«.

Welcher negative Satz, der mit »Ich muss…« beginnt, fällt Ihnen zu dieser Situation ein?

Korrektur über innere Bilder: Den Körper reinigen

Schreiben Sie einen positiven Satz auf, der Ihnen direkt nach der Korrektur einfällt und mit »Ich bin…« beginnt.

Machen Sie nun die Übung »Liegende Acht«, und führen Sie sie drei Tage hintereinander dreimal täglich durch.

Lernbotschaft: Achten Sie darauf, dass Sie sich nichts Negatives einreden. Wenn Sie Ideen haben oder etwas Gutes tun wollen, machen Sie sich klar, dass Sie sich durch Ihre Negativität selbst behindern. Doch auch Sie sind in der Lage, es sich gut gehen zu lassen. Seien Sie mutig, und realisieren Sie Ihre »Wohlfühlgedanken«.

Fragen Sie sich nun, wann Sie so etwas schon einmal erlebt haben. Spüren Sie nach, wie gut es Ihnen tat.

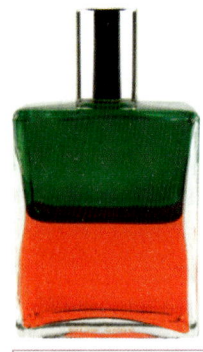

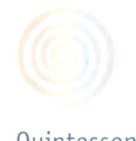

28 Grün / Rot

Quintessenz: Der Christus

Pomander: Dunkelrot oder Rot

Meine Wahrheit: Ich bin gerne in Bewegung und aktiv. Indem ich körperlich aktiv bin, verschaffe ich mir Regeneration und Erholung. Wenn mein Körper in Bewegung ist, bin ich im Hier und Jetzt. Ich schaffe mir so ein ausgeglichenes und harmonisches Gefühl und kann dann Arbeit leicht und gerne verrichten.	**Wenn ich aber ehrlich bin:** Manchmal sitze ich herum und starre Löcher in die Wand. Ich bin wie gelähmt, kann mich nicht bewegen oder eine Arbeit beginnen. Ich denke und grübele zu viel nach über das, was ich machen kann. Ich realisiere diese Pläne aber nicht, weil ich Angst habe, etwas falsch zu machen. Ich weiß einfach nicht, wo und wie ich beginnen soll.

Kommt Ihnen dieses Verhalten bekannt vor? Erinnern Sie sich an eine Situation in den letzten drei Monaten, in der Sie sich so fühlten?

Kinesiologische Korrektur: Überkreuzbewegung

Ursache: Was könnte während der Schwangerschaft oder im Alter von einem oder zehn Jahren geschehen sein, dass ich mich eingesperrt fühlte? Ich konnte oder durfte nicht raus.	Falls Sie zu der Frage keine Erinnerung haben, lesen Sie das Kapitel »Die Kraft der eigenen Fantasie«.

Welcher negative Satz, der mit »Ich muss...« beginnt, fällt Ihnen zu dieser Situation ein?

Korrektur über innere Bilder: Das Bild rahmen und es verändern

Schreiben Sie einen positiven Satz auf, der Ihnen direkt nach der Korrektur einfällt und mit »Ich bin…« beginnt.

Machen Sie nun die Übung »Liegende Acht«, und führen Sie sie drei Tage hintereinander dreimal täglich durch.

Lernbotschaft: Motivieren Sie sich, und gehen Sie in die Natur; sie ist Heilung pur. Gehen Sie einfach los, und laufen Sie. So regenerieren Sie sich. Lernen Sie, sich wieder auf Ihren Körper zu verlassen.

Fragen Sie sich nun, wann Sie so etwas schon einmal erlebt haben. Spüren Sie nach, wie gut es Ihnen tat.

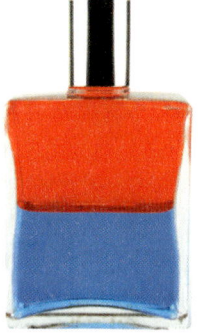

29 Rot / Blau

Quintessenz:	El Morya
Pomander:	Saphirblau oder Königsblau

Meine Wahrheit: Ich kann aus einer inneren Ruhe heraus gut arbeiten und meine Dinge erledigen. Ich spüre genau, wenn ich überfordert bin, und weiß auch, wann ich mich ausruhen muss.	Wenn ich aber ehrlich bin: Ich neige dazu, Arbeit oder allgemeine Aktivitäten wichtiger zu nehmen als die Erholung. Ich lasse mich von anderen beeinflussen und glaube, immer aktiv sein zu müssen. Ich muss ständig etwas tun, erledigen oder unternehmen. Entspannung kann ich mir nicht leisten. Ich habe auch Schwierigkeiten, mich richtig auszuruhen.

Kommt Ihnen dieses Verhalten bekannt vor? Erinnern Sie sich an eine Situation in den letzten drei Monaten, in der Sie sich so fühlten?

Kinesiologische Korrektur: Überkreuzbewegung

Ursache: Was könnte im Alter von zwei oder elf Jahren geschehen sein, dass man mich wegen meiner Gelassenheit angegriffen hat und ich mich als Außenseiter fühlte?	Falls Sie zu der Frage keine Erinnerung haben, lesen Sie das Kapitel »Die Kraft der eigenen Fantasie«.

Welcher negative Satz, der mit »Ich muss…« beginnt, fällt Ihnen zu dieser Situation ein?

Korrektur über innere Bilder: Die Bedrohung auflösen

Schreiben Sie einen positiven Satz auf, der Ihnen direkt nach der Korrektur einfällt und mit »Ich bin…« beginnt.

Machen Sie nun die Übung »Liegende Acht«, und führen Sie sie drei Tage hintereinander dreimal täglich durch.

Lernbotschaft: Lernen Sie, die Meinung anderer Menschen über Ihr Verhalten nicht zu persönlich zu nehmen. Manchmal wollen die Menschen Sie nur aus der Ruhe bringen. Ihre innere Gelassenheit ist eine Stärke, die Sie sich nicht nehmen lassen sollten. Lernen Sie, bewusst Ihre Arbeit zu erledigen und sich bewusst wieder zu entspannen.

Fragen Sie sich nun, wann Sie so etwas schon einmal erlebt haben. Spüren Sie nach, wie gut es Ihnen tat.

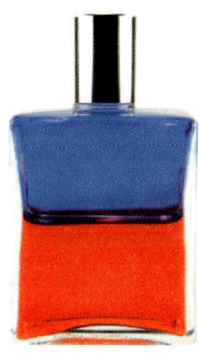
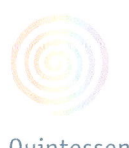

30 Blau / Rot

Quintessenz: Der Christus
Pomander: Dunkelrot oder Rot

Meine Wahrheit: Ich vertraue mir selbst, meiner Kraft und meinem Weg. Ich stehe mit beiden Beinen auf der Erde und strahle daher Ruhe und Sicherheit aus. Ich glaube, dass alles seinen Sinn hat. Aus diesem Grund kann ich die Menschen so akzeptieren, wie sie sind. Sie spüren diese Kraft und akzeptieren mich als Führungspersönlichkeit.

Wenn ich aber ehrlich bin: Ich neige dazu, von meinem eigenen Glauben abzukommen. Ich werde extrem unruhig und fühle mich angegriffen, wenn man mich kritisiert oder anzweifelt. Manchmal platzt meine Wut in Form von aggressiven Worten aus mir heraus. Ich neige aber auch dazu, andere Menschen und ihre Meinung schlechtzumachen.

Kommt Ihnen dieses Verhalten bekannt vor? Erinnern Sie sich an eine Situation in den letzten drei Monaten, in der Sie sich so fühlten?

Kinesiologische Korrektur: Eingeengte Schädelknochen befreien

Ursache: Was könnte ich während der Schwangerschaft oder im Alter von drei Jahren erlebt haben, dass etwas zerstört wurde, was ich liebevoll konstruierte und was mir sehr am Herzen lag?

Falls Sie zu der Frage keine Erinnerung haben, lesen Sie das Kapitel »Die Kraft der eigenen Fantasie«.

Welcher negative Satz, der mit »Ich muss…« beginnt, fällt Ihnen zu dieser Situation ein?

Korrektur über innere Bilder: Einen Engel rufen

Schreiben Sie einen positiven Satz auf, der Ihnen direkt nach der Korrektur einfällt und mit
»Ich bin...« beginnt.

Machen Sie nun die Übung »Liegende Acht«, und führen Sie sie drei Tage hintereinander
dreimal täglich durch.

Lernbotschaft: Versuchen Sie, in allem einen Sinn zu sehen. Auch wenn etwas zerstört
wird oder Sie kritisiert werden, hat dies einen Sinn. Vielleicht sollen Sie es beim zweiten Mal besser machen oder es anders angehen.

Fragen Sie sich nun, wann Sie so etwas schon einmal erlebt haben. Spüren Sie nach, wie gut
es Ihnen tat.

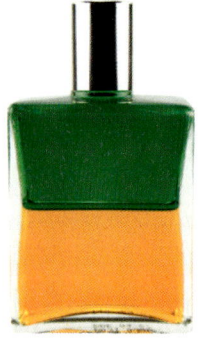 

31 Grün / Gold

Quintessenz: Lady Portia
Pomander: Gold

Meine Wahrheit: Was ich gelernt und mir angeeignet habe, gebe ich von Herzen gern weiter. Ich habe Spaß daran, über meine Erfahrungen und Erkenntnisse offen, ehrlich und gefühlvoll zu reden.	Wenn ich aber ehrlich bin: Ich traue mir nicht zu, dass ich sehr gute Leistungen bringen kann. Ich bin manchmal gehemmt und schüchtern, beurteile mich schlechter, als ich bin, rede nicht viel und bin froh, wenn das Gespräch beendet ist.

Kommt Ihnen dieses Verhalten bekannt vor? Erinnern Sie sich an eine Situation in den letz-
ten drei Monaten, in der Sie sich so fühlten?

Kinesiologische Korrektur: Fixierung

Ursache: Was könnte ich im Alter von vier Jahren erlebt haben, dass eine wichtige Person mein Wissen und Können als etwas Alltägliches beurteilte und sich sogar darüber lustig machte?	Falls Sie zu der Frage keine Erinnerung haben, lesen Sie das Kapitel »Die Kraft der eigenen Fantasie«.

Welcher negative Satz, der mit »Ich muss…« beginnt, fällt Ihnen zu dieser Situation ein?

Korrektur über innere Bilder: Die Edelsteinhöhle

Schreiben Sie einen positiven Satz auf, der Ihnen direkt nach der Korrektur einfällt und mit »Ich bin…« beginnt.

Machen Sie nun die Übung »Liegende Acht«, und führen Sie sie drei Tage hintereinander dreimal täglich durch.

Lernbotschaft: Wenn Sie im Gespräch mit anderen Menschen sind, die Ihr Können und Wissen noch nicht kennen, vertiefen Sie sich bildlich in Ihre Tätigkeit. Stellen Sie sich in diesen Momenten vor, wie Sie gerade Ihre Arbeit machen, die Sie gut beherrschen. Erinnern Sie sich an bereits erbrachte, exzellente Leistungen. So sind Sie zentriert und selbstbewusst.

Fragen Sie sich nun, wann Sie so etwas schon einmal erlebt haben. Spüren Sie nach, wie gut es Ihnen tat.

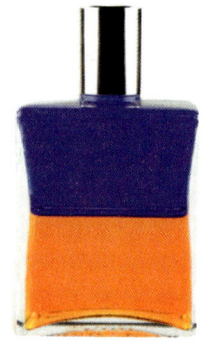

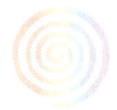

32 Königsblau / Gold

Quintessenz: Lady Portia
Pomander: Gold

Meine Wahrheit: Ich weiß genau, was ich kann, und bin in der Lage, die richtigen Dinge im richtigen Moment zu tun oder zu sagen. Ich bin schlagfertig, habe einen scharfen und wachen Verstand und kann spontan reagieren. Ich wirke sehr sicher.	**Wenn ich aber ehrlich bin:** Ich bin manchmal zutiefst erschüttert, total verkrampft und blockiert, wenn jemand mein Wissen oder Können auf die Probe stellt. Ich lege dann alles »auf die Goldwaage« und fühle mich persönlich angegriffen.

Kommt Ihnen dieses Verhalten bekannt vor? Erinnern Sie sich an eine Situation in den letzten drei Monaten, in der Sie sich so fühlten?

Kinesiologische Korrektur: Transversalfluss

Ursache: Was könnte im Alter von fünf Jahren geschehen sein, dass ich in ausgelassener Fröhlichkeit jemandem mein Können und Wissen anvertraute, doch dann unerwartet streng zurechtgewiesen wurde?	Falls Sie zu der Frage keine Erinnerung haben, lesen Sie das Kapitel »Die Kraft der eigenen Fantasie«.

Welcher negative Satz, der mit »Ich muss...« beginnt, fällt Ihnen zu dieser Situation ein?

Korrektur über innere Bilder: Das Innere Kind trösten

Schreiben Sie einen positiven Satz auf, der Ihnen direkt nach der Korrektur einfällt und mit »Ich bin...« beginnt.

Machen Sie nun die Übung »Liegende Acht«, und führen Sie sie drei Tage hintereinander dreimal täglich durch.

Lernbotschaft: Lernen Sie, Ihre Gefühle ernst zu nehmen. Interessieren Sie sich mehr für sich selbst und für Ihre spontanen Ideen, auch wenn sie zuerst etwas ungewöhnlich oder komisch erscheinen. Oft sind dies Eingebungen, die Sie persönlich weiterbringen können.

Fragen Sie sich nun, wann Sie so etwas schon einmal erlebt haben. Spüren Sie nach, wie gut es Ihnen tat.

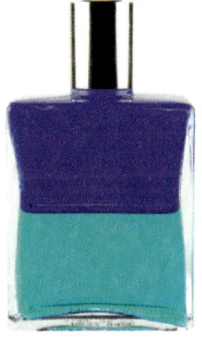 

33 Königsblau / Türkis

Qintessenz: Maha Chohan
Pomander: Türkis

Meine Wahrheit: Ich bin sehr selbstsicher, besonders wenn ich meine Ideen und meine Kreativität ausdrücke. Ich kann mich gut präsentieren und mich schnell auf neue Menschen und Situationen einstellen.	**Wenn ich aber ehrlich bin:** Ich bin manchmal überfordert, wenn es darum geht, mit anderen Menschen Kontakt zu haben. Ich empfinde die Kommunikation dann als sehr anstrengend. Manchmal fühle ich mich auch dazu gezwungen, immer zu reden und gut gelaunt zu sein. So kann ich andere Menschen unterhalten.

Kommt Ihnen dieses Verhalten bekannt vor? Erinnern Sie sich an eine Situation in den letzten drei Monaten, in der Sie sich so fühlten?

Kinesiologische Korrektur: Augenkurzschluss

Ursache: Was könnte im Alter von sechs Jahren geschehen sein, dass ich mich unbedingt an einer Tätigkeit beteiligen musste, obwohl ich lieber erst einmal in Ruhe die anderen Menschen und die Umgebung beobachtet hätte?	Falls Sie zu der Frage keine Erinnerung haben, lesen Sie das Kapitel »Die Kraft der eigenen Fantasie«.

Welcher negative Satz, der mit »Ich muss…« beginnt, fällt Ihnen zu dieser Situation ein?

Korrektur über innere Bilder: Stirn-Hinterkopf-Halten

Schreiben Sie einen positiven Satz auf, der Ihnen direkt nach der Korrektur einfällt und mit »Ich bin…« beginnt.

Machen Sie nun die Übung »Liegende Acht«, und führen Sie sie drei Tage hintereinander dreimal täglich durch.

Lernbotschaft: Achten Sie darauf, dass Sie Impulse erhalten, die Ihnen signalisieren, wann Sie mit Menschen in Kontakt treten können. Versuchen Sie, diese Impulse zu spüren und danach zu handeln. Sie müssen nicht immer alles planen. Lassen Sie es einfach geschehen.

Fragen Sie sich nun, wann Sie so etwas schon einmal erlebt haben. Spüren Sie nach, wie gut es Ihnen tat.

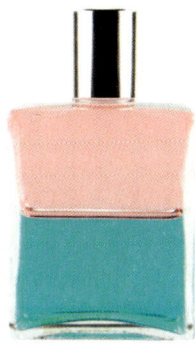

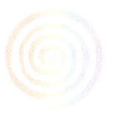

34 Rosa / Türkis

Quintessenz: Maha Chohan
Pomander: Türkis

Meine Wahrheit: Ich bin sehr kreativ. Ich gestalte mir mein Leben und meinen Alltag schön und lasse es mir gutgehen. Ich probiere gern Neues aus und habe Ideen, sobald ich spüre, dass die alten Tätigkeiten mir nicht mehr guttun.	**Wenn ich aber ehrlich bin:** Ich weiß oft einfach nicht, was ich unternehmen kann, sodass mir manchmal langweilig ist und ich in eine negative Stimmung gerate.

Kommt Ihnen dieses Verhalten bekannt vor? Erinnern Sie sich an eine Situation in den letzten drei Monaten, in der Sie sich so fühlten?

Kinesiologische Korrektur: Überkreuzbewegung

Ursache: Was könnte im Alter von sieben Jahren geschehen sein, dass ich in einer sehr unangenehmen Situation feststeckte und dieser Situation nicht entfliehen konnte? Stattdessen habe ich bis zum »bitteren Ende« durchgehalten.	Falls Sie zu der Frage keine Erinnerung haben, lesen Sie das Kapitel »Die Kraft der eigenen Fantasie«.

Welcher negative Satz, der mit »Ich muss…« beginnt, fällt Ihnen zu dieser Situation ein?

Korrektur über innere Bilder: Die Belastung abgeben

Schreiben Sie einen positiven Satz auf, der Ihnen direkt nach der Korrektur einfällt und mit »Ich bin…« beginnt.

Machen Sie nun die Übung »Liegende Acht«, und führen Sie sie drei Tage hintereinander dreimal täglich durch.

Lernbotschaft: Achten Sie darauf, wie stark Sie dazu neigen, sich zu lange mit negativen Gedanken oder Tätigkeiten zu beschäftigen. Gehen Sie einen neuen Weg und lernen Sie, in diesen Situationen bewusst Ideen zu entwickeln. Setzen Sie diese Ideen um.

Fragen Sie sich nun, wann Sie so etwas schon einmal erlebt haben. Spüren Sie nach, wie gut es Ihnen tat.

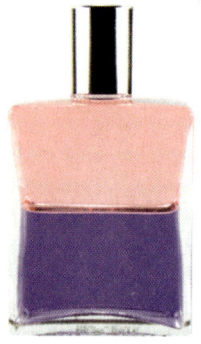

35 Rosa / Violett

Quintessenz: St. Germain
Pomander: Violett

| **Meine Wahrheit:** Ich fühle mich allgemein sehr willkommen und angenommen. In Partnerschaften weiß ich, wo ich stehe und wohin ich gehöre. Im Berufsleben kenne ich genau meine Aufgaben und kann liebevoll und sicher meine Meinung vertreten, weil ich einen guten Überblick habe. | **Wenn ich aber ehrlich bin:** Ich habe manchmal tiefe Zweifel an dem, was ich tue. Ich habe keine eigene Meinung oder denke, dass alles falsch ist. Ich neige auch dazu, mit meinem Partner, mit Kollegen oder mit Bekannten zu streiten, weil ich immer etwas auszusetzen habe. |

Kommt Ihnen dieses Verhalten bekannt vor? Erinnern Sie sich an eine Situation in den letzten drei Monaten, in der Sie sich so fühlten?

Kinesiologische Korrektur: Ohrenkurzschluss

Ursache: Was könnte im Alter von acht Jahren geschehen sein, dass ich regelmäßig etwas unternahm, was man von mir verlangte, und wobei ich mich nicht wohl fühlte?	Falls Sie zu der Frage keine Erinnerung haben, lesen Sie das Kapitel »Die Kraft der eigenen Fantasie«.

Welcher negative Satz, der mit »Ich muss…« beginnt, fällt Ihnen zu dieser Situation ein?

Korrektur über innere Bilder: Die Situation in Farbe betrachten

Schreiben Sie einen positiven Satz auf, der Ihnen direkt nach der Korrektur einfällt und mit »Ich bin…« beginnt.

Machen Sie nun die Übung »Liegende Acht«, und führen Sie sie drei Tage hintereinander dreimal täglich durch.

Lernbotschaft: Lernen Sie, besser mit sich selbst umzugehen. Achten Sie stärker darauf, dass Sie etwas unternehmen, was Ihnen gefällt, und dass Sie sich in der Umgebung von aufmerksamen Menschen aufhalten, die Ihnen guttun.

Fragen Sie sich nun, wann Sie so etwas schon einmal erlebt haben. Spüren Sie nach, wie gut es Ihnen tat.

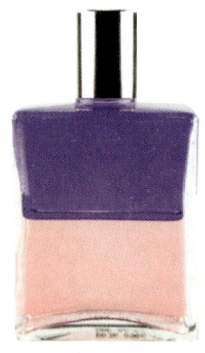

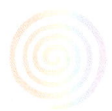

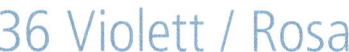

36 Violett / Rosa

Quintessenz: Lady Nada oder Orion und Angelika
Pomander: Rosa

| Meine Wahrheit: Ich bin in der Lage, liebevolle Beziehungen zu führen. Weil ich sehr ehrlich bin, meine Liebe ausdrücke und äußere, was mir guttut oder was mich schmerzt, entsteht ein tiefes Vertrauen zu nahestehenden Menschen. Diese Beziehungen sind für beide Seiten heilend, weil wir einander bedingungslos annehmen und fürsorglich sind. | Wenn ich aber ehrlich bin: Ich bin manchmal in dem Zwang gefangen, zu streiten. Ich traue meinem Partner oder einer nahestehenden Person nichts zu und misstraue ihr zutiefst. |

Kommt Ihnen dieses Verhalten bekannt vor? Erinnern Sie sich an eine Situation in den letzten drei Monaten, in der Sie sich so fühlten?

Kinesiologische Korrektur: Stress im Körper abbauen

| Ursache: Was könnte im Alter von neun Jahren geschehen sein, dass ich in Gefahr geraten bin, weil ich mich auf eine mir nahestehende Person verlassen habe? | Falls Sie zu der Frage keine Erinnerung haben, lesen Sie das Kapitel »Die Kraft der eigenen Fantasie«. |

Welcher negative Satz, der mit »Ich muss…« beginnt, fällt Ihnen zu dieser Situation ein?

Korrektur über innere Bilder: Den Körper reinigen

Schreiben Sie einen positiven Satz auf, der Ihnen direkt nach der Korrektur einfällt und mit »Ich bin…« beginnt.

Machen Sie nun die Übung »Liegende Acht«, und führen Sie sie drei Tage hintereinander dreimal täglich durch.

Lernbotschaft: Lernen Sie, sich freizuschwimmen. Sie sind nicht mit Ihrem Partner oder einer nahestehenden Person verwachsen. Jeder ist ein selbstständiges Wesen und kann eine andere Richtung einschlagen. Eine sehr enge Verbindung existiert zwischen Menschen im geistigen und nicht nur im körperlichen Beisammensein.

Fragen Sie sich nun, wann Sie so etwas schon einmal erlebt haben. Spüren Sie nach, wie gut es Ihnen tat.

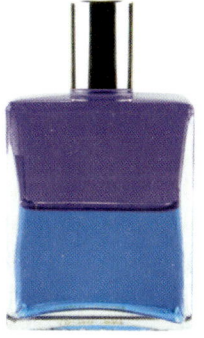

37 Violett / Blau

Quintessenz: El Morya
Pomander: Saphirblau oder Königsblau

Meine Wahrheit: Ich habe grundsätzlich tiefes Vertrauen, dass alles gut ist und dass alles einen Sinn hat. Ich weiß, dass Heilung und Veränderung immer möglich sind. Ich bin körperlich und seelisch gesund und ruhe in meinem Leben.	**Wenn ich aber ehrlich bin:** Ich habe ein schlechtes Gewissen, weil ich mich in einer sehr unbefriedigenden Situation befinde. Ich gebe mir selbst häufig die Schuld für alles und fühle mich bestraft.

Kommt Ihnen dieses Verhalten bekannt vor? Erinnern Sie sich an eine Situation in den letzten drei Monaten, in der Sie sich so fühlten?

Kinesiologische Korrektur: Fixierung

Ursache: Was könnte während der Schwangerschaft oder im Alter von ein oder zehn Jahren geschehen sein, dass ich mich in etwas eingemischt habe, was mich nichts anging, und daraus ein Problem entstand?	Falls Sie zu der Frage keine Erinnerung haben, lesen Sie das Kapitel »Die Kraft der eigenen Fantasie«.

Welcher negative Satz, der mit »Ich muss...« beginnt, fällt Ihnen zu dieser Situation ein?

> Korrektur über innere Bilder: Verbindung mit einer Person, einem Tier oder einem Gegenstand

Schreiben Sie einen positiven Satz auf, der Ihnen direkt nach der Korrektur einfällt und mit »Ich bin...« beginnt.

Machen Sie nun die Übung »Liegende Acht«, und führen Sie sie drei Tage hintereinander dreimal täglich durch.

Lernbotschaft: Lernen Sie, die Dinge geschehen zu lassen. Ziehen Sie sich einfach zurück, falls Sie Diskussionen zwischen anderen Menschen ausgelöst haben oder wenn etwas in Gang gekommen ist, was auf den ersten Blick nicht positiv wirkt. Vertrauen Sie auf die natürliche Entwicklung.

Fragen Sie sich nun, wann Sie so etwas schon einmal erlebt haben. Spüren Sie nach, wie gut es Ihnen tat.

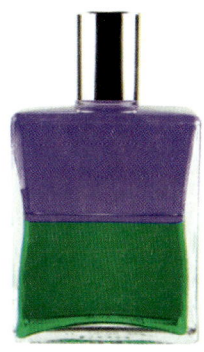

38 Violett / Grün

Quintessenz: Hilarion oder Djwal Khul
Pomander: Smaragdgrün

Meine Wahrheit: Ich weiß genau, dass ich in der Gesellschaft gebraucht und auch geliebt werde. Ich kann meine Aufgabe auf meine eigene Art und Weise erfüllen, nehme mir auch den Raum dafür und fühle mich allgemein in meinem Leben frei.	Wenn ich aber ehrlich bin: Manchmal spüre ich regelrecht einen Zwang, gebraucht zu werden. Ich kann mich nicht auf mich selbst konzentrieren, sondern suche immer nach Personen, denen ich helfen muss. Ein Privatleben kenne ich eigentlich nicht.

Kommt Ihnen dieses Verhalten bekannt vor? Erinnern Sie sich an eine Situation in den letzten drei Monaten, in der Sie sich so fühlten?

Kinesiologische Korrektur: Fixierung

Ursache: Was könnte im Alter von zwei oder elf Jahren geschehen sein, dass jemand in meine Privatsphäre eingedrungen ist? Ich fühlte mich dabei sehr unwohl.	Falls Sie zu der Frage keine Erinnerung haben, lesen Sie das Kapitel »Die Kraft der eigenen Fantasie«.

Welcher negative Satz, der mit »Ich muss…« beginnt, fällt Ihnen zu dieser Situation ein?

Korrektur über innere Bilder: Die Bedrohung auflösen

Schreiben Sie einen positiven Satz auf, der Ihnen direkt nach der Korrektur einfällt und mit »Ich bin…« beginnt.

Machen Sie nun die Übung »Liegende Acht«, und führen Sie sie drei Tage hintereinander dreimal täglich durch.

Lernbotschaft: Lernen Sie, Ihr Bedürfnis nach Freiheit zu finden und zuzulassen. Sie dürfen sich frei fühlen. Sie brauchen nicht die Bedürftigkeit anderer Menschen, damit es Ihnen gutgeht. Entdecken Sie Ihre eigene Spiritualität und Ihren Glauben. Überlegen Sie, was Ihnen Freiheit und Geborgenheit gibt, ohne eine Abhängigkeit von anderen Menschen zu erschaffen.

Fragen Sie sich nun, wann Sie so etwas schon einmal erlebt haben. Spüren Sie nach, wie gut es Ihnen tat.

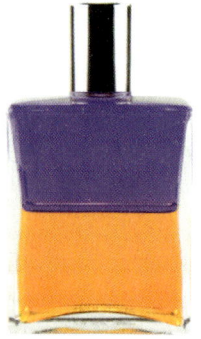

39 Violett / Gold

| Quintessenz: | Lady Portia |
| Pomander: | Gold |

| Meine Wahrheit: Ich bin sehr glücklich, weil ich mein Wissen und meine Erfahrung weitergeben kann. Ich fühle mich sicher und verbunden mit meiner Aufgabe, daher lasse ich mich gern treiben und inspirieren. Ich genieße es, wenn andere Menschen Interesse an dem haben, was ich zu geben habe. | Wenn ich aber ehrlich bin: Ich bin manchmal zutiefst deprimiert, weil ich glaube, dass sich niemand für meine Interessen, mein Wissen oder mein Können interessiert. Ich traue mich nicht, mich zu präsentieren, dann bin ich verkrampft und habe starke Ängste. |

Kommt Ihnen dieses Verhalten bekannt vor? Erinnern Sie sich an eine Situation in den letzten drei Monaten, in der Sie sich so fühlten?

Ursache: Was könnte im Alter von drei oder zwölf Jahren geschehen sein, dass ich sehr starke Angst hatte, vielleicht sogar eine totale Blockade, etwas Gelerntes zu präsentieren?	Falls Sie zu der Frage keine Erinnerung haben, lesen Sie das Kapitel »Die Kraft der eigenen Fantasie«.

Welcher negative Satz, der mit »Ich muss…« beginnt, fällt Ihnen zu dieser Situation ein?

Korrektur über innere Bilder: Einen Engel rufen

Schreiben Sie einen positiven Satz auf, der Ihnen direkt nach der Korrektur einfällt und mit »Ich bin…« beginnt.

Machen Sie nun die Übung »Liegende Acht«, und führen Sie sie drei Tage hintereinander dreimal täglich durch.

Lernbotschaft: Beziehen Sie die Mitmenschen ein, wenn Sie sich oder Ihr Wissen präsentieren wollen. Sie geben Ihnen nicht nur Zeichen der Abwertung, sondern auch positive Resonanz. Wenn Sie dies wahrnehmen, kommen Sie in einen Redefluss, können Sich entspannen und frei werden. Sie fühlen sich mit anderen Menschen verbunden und werden Reichtum ernten.

Fragen Sie sich nun, wann Sie so etwas schon einmal erlebt haben. Spüren Sie nach, wie gut es Ihnen tat.

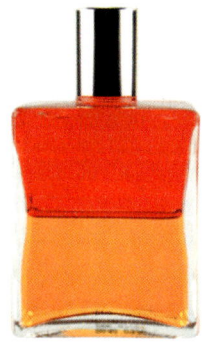

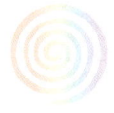

40 Rot / Gold

Quintessenz : Lady Portia
Pomander: Gold

Meine Wahrheit: Ich kann mein Können und Wissen sehr gut umsetzen. Ich mag es, Risiken einzugehen, wenn ich spüre, dass ich das entsprechende Wissen dazu habe. Ich kann den Erfolg gut annehmen, aber auch den Misserfolg verkraften, weil ich von Grund auf optimistisch bin.

Wenn ich aber ehrlich bin: Ich habe allgemein eine große Angst vor Anforderungen. Manchmal bin ich nicht in der Lage, überhaupt zu arbeiten, oder ich hetze mich selbst und mute mir zu viel zu. Es erscheint mir alles unendlich schwer, vor allem das Geldverdienen raubt mir die Kräfte und Nerven.

Kommt Ihnen dieses Verhalten bekannt vor? Erinnern Sie sich an eine Situation in den letzten drei Monaten, in der Sie sich so fühlten?

Kinesiologische Korrektur: Stress im Körper abbauen

Ursache: Was könnte während der Schwangerschaft oder im Alter von vier Jahren geschehen sein, dass ich brutal aus meiner inneren Freude gerissen wurde?

Falls Sie zu der Frage keine Erinnerung haben, lesen Sie das Kapitel »Die Kraft der eigenen Fantasie«.

Welcher negative Satz, der mit »Ich muss…« beginnt, fällt Ihnen zu dieser Situation ein?

Korrektur über innere Bilder: Die Edelsteinhöhle

Schreiben Sie einen positiven Satz auf, der Ihnen direkt nach der Korrektur einfällt und mit »Ich bin…« beginnt.

Machen Sie nun die Übung »Liegende Acht«, und führen Sie sie drei Tage hintereinander dreimal täglich durch.

Lernbotschaft: Lernen Sie, wieder Freude zu empfinden. Es gibt nichts Wichtigeres! Sobald Sie beginnen, sich zu hetzen oder starken Erfolgsdruck spüren, seien Sie sich bewusst, dass dies nur ein Ausnahmefall sein darf. Lassen Sie neue Ideen zu, damit Sie während der Arbeit – auch nach Misserfolgen – wieder Freude empfinden. So können Sie wieder Kraft tanken und erfolgreich sein.

Fragen Sie sich nun, wann Sie so etwas schon einmal erlebt haben. Spüren Sie nach, wie gut es Ihnen tat.

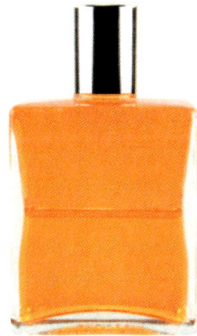

41 Gold / Gold

Quintessenz: Lady Portia
Pomander: Gold

| Meine Wahrheit: Ich bin sehr glücklich. Meine Wünsche erfüllen sich, ich habe Erfolg, und ich kann meine Gefühle auch nach außen zeigen. Ich beziehe meine Mitmenschen ein, indem ich mich spontan und fröhlich verhalte und auch erzähle, wie mein Erfolg sich zeigt. | Wenn ich aber ehrlich bin: Ich kann meinen Erfolg nicht annehmen und auch nicht darüber reden. Ich bin in dieser Beziehung sehr gehemmt und schüchtern. |

Kommt Ihnen dieses Verhalten bekannt vor? Erinnern Sie sich an eine Situation in den letzten drei Monaten, in der Sie sich so fühlten?

Kinesiologische Korrektur: Eingeengte Schädelknochen befreien

Ursache: Was könnte im Alter von fünf Jahren geschehen sein, dass mich jemand vor anderen Menschen blamiert hat, während ich stolz und glücklich war?	Falls Sie zu der Frage keine Erinnerung haben, lesen Sie das Kapitel »Die Kraft der eigenen Fantasie«.

Welcher negative Satz, der mit »Ich muss...« beginnt, fällt Ihnen zu dieser Situation ein?

Korrektur über innere Bilder: Das Innere Kind trösten

Schreiben Sie einen positiven Satz auf, der Ihnen direkt nach der Korrektur einfällt und mit »Ich bin...« beginnt.

Machen Sie nun die Übung »Liegende Acht«, und führen Sie sie drei Tage hintereinander dreimal täglich durch.

Lernbotschaft: Lernen Sie, Ihren Erfolg, der auf Ihrem Wissen und Ihrer Weisheit basiert, anzuerkennen. Er ist das Fundament, auf dem Sie sicher stehen können. Ein Erfolg ist es auch, wenn Sie glücklich und fröhlich sind und Sie sich dieses Gefühl selbst geschaffen haben. Sie dürfen stolz auf Ihre Leistungen sein und dies auch zeigen. Nichts und niemand kann Ihr Fundament zerstören.

Fragen Sie sich nun, wann Sie so etwas schon einmal erlebt haben. Spüren Sie nach, wie gut es Ihnen tat.

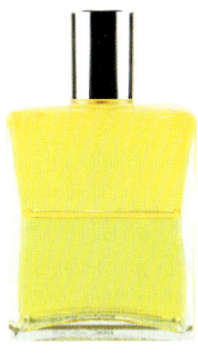

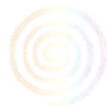

42 Gelb / Gelb

Quintessenz: Kuthumi
Pomander: Gelb

Meine Wahrheit: Ich bin ein intelligenter und wacher Mensch, der seine Ideen und Pläne gut verwirklichen kann. Ich werde von meinen Mitmenschen wahrgenommen. Ich weiß, was ich kann, und ich erkenne meine Chancen.

Wenn ich aber ehrlich bin: Manchmal will ich mich krampfhaft gegen die Meinung anderer zur Wehr setzen. Ich kann oft die Erfahrung oder das Wissen anderer Menschen nicht akzeptieren, obwohl ich mich selbst noch nie mit dem Thema auseinandergesetzt habe.

Kommt Ihnen dieses Verhalten bekannt vor? Erinnern Sie sich an eine Situation in den letzten drei Monaten, in der Sie sich so fühlten?

Kinesiologische Korrektur: Fixierung

Ursache: Was könnte im Alter von sechs Jahren geschehen sein, dass andere sich vor mich drängten und ich keine Chance mehr hatte, mein Wissen und Können zu präsentieren?

Falls Sie zu der Frage keine Erinnerung haben, lesen Sie das Kapitel »Die Kraft der eigenen Fantasie«.

Welcher negative Satz, der mit »Ich muss...« beginnt, fällt Ihnen zu dieser Situation ein?

Korrektur über innere Bilder: Stirn-Hinterkopf-Halten

Schreiben Sie einen positiven Satz auf, der Ihnen direkt nach der Korrektur einfällt und mit »Ich bin...« beginnt.

Machen Sie nun die Übung »Liegende Acht«, und führen Sie sie drei Tage hintereinander dreimal täglich durch.

Lernbotschaft: Lernen Sie, Geduld aufzubringen. Sie müssen Ihre Ideen nicht immer sofort realisieren. Auch für Sie wird die Zeit kommen, in der Sie Ihr Wissen präsentieren und im Mittelpunkt stehen werden.

Fragen Sie sich nun, wann Sie so etwas schon einmal erlebt haben. Spüren Sie nach, wie gut es Ihnen tat.

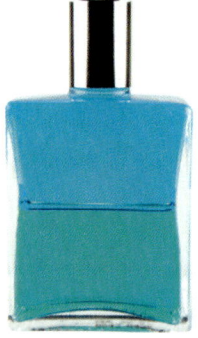
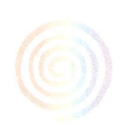

43 Türkis / Türkis

Quintessenz:	Maha Chohan
Pomander:	Türkis

Meine Wahrheit: Ich bin sehr kontaktfreudig. Es bereitet mir Freude, mich auf neue Menschen einzulassen und auch neue Wege mit ihnen zu gehen. Weil ich viel kommuniziere, ergeben sich oft Wege, die die Realisierung meiner Ideen erleichtern.	**Wenn ich aber ehrlich bin:** Ich bin sehr misstrauisch gegenüber anderen Menschen. Ich denke immer, dass sie ausschließlich ihren Vorteil suchen. Ich neige auch dazu, unsicher und nervös zu sein, wenn ich neue, auch sympathische, Menschen kennenlerne. Ich lasse mich nicht gerne auf neue Bekanntschaften ein.

Kommt Ihnen dieses Verhalten bekannt vor? Erinnern Sie sich an eine Situation in den letzten drei Monaten, in der Sie sich so fühlten?

Kinesiologische Korrektur: Transversalfluss

Ursache: Was könnte im Alter von sieben Jahren geschehen sein, dass ich mich aus Rücksicht zu einem alten Freund von neuen Bekanntschaften fernhielt?	Falls Sie zu der Frage keine Erinnerung haben, lesen Sie das Kapitel »Die Kraft der eigenen Fantasie«.

Welcher negative Satz, der mit »Ich muss…« beginnt, fällt Ihnen zu dieser Situation ein?

Korrektur über innere Bilder: Die Belastung abgeben

Schreiben Sie einen positiven Satz auf, der Ihnen direkt nach der Korrektur einfällt und mit »Ich bin…« beginnt.

Machen Sie nun die Übung »Liegende Acht«, und führen Sie sie drei Tage hintereinander dreimal täglich durch.

Lernbotschaft: Lernen Sie, dass Sie viele Freunde zur gleichen Zeit haben können, ohne jemanden zu vernachlässigen. Auch Ihre Freunde brauchen andere Menschen. Gehen Sie einen neuen und leichten Weg, und öffnen Sie sich für andere Menschen in Ihrem Umfeld.

Fragen Sie sich nun, wann Sie so etwas schon einmal erlebt haben. Spüren Sie nach, wie gut es Ihnen tat.

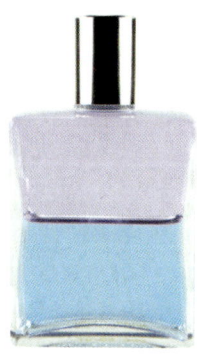

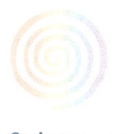

44 Hellviolett / Hellblau

Quintessenz: El Morya
Pomander: Saphirblau oder Königsblau

Meine Wahrheit: Ich bin grundsätzlich ein sehr optimistischer Mensch. Ich lasse mich nicht beirren, wenn im Leben schwierige Zeiten zu bewältigen sind. Ich weiß, dass diese Zeiten nur Phasen sind. Ich weiß, was ich will und wo ich stehe, und ich gehe vertrauensvoll und geduldig meinen Weg.	**Wenn ich aber ehrlich bin:** Ich bin sehr schlecht gelaunt, fühle eine innere Schwere und habe keinen Antrieb. Es fällt mir schwer, etwas zu beginnen oder meine begonnenen Projekte zu beenden.

Kommt Ihnen dieses Verhalten bekannt vor? Erinnern Sie sich an eine Situation in den letzten drei Monaten, in der Sie sich so fühlten?

Kinesiologische Korrektur: Fixierung

Ursache: Was könnte im Alter von acht Jahren geschehen sein, dass ich mich von dem negativen Verhalten und Reden einer anderen Person anstecken ließ und es mir schlecht ging?	Falls Sie zu der Frage keine Erinnerung haben, lesen Sie das Kapitel »Die Kraft der eigenen Fantasie«.

Welcher negative Satz, der mit »Ich muss…« beginnt, fällt Ihnen zu dieser Situation ein?

Korrektur über innere Bilder: Die Situation in Farbe betrachten

Schreiben Sie einen positiven Satz auf, der Ihnen direkt nach der Korrektur einfällt und mit »Ich bin…« beginnt.

Machen Sie nun die Übung »Liegende Acht«, und führen Sie sie drei Tage hintereinander dreimal täglich durch.

Lernbotschaft: Lernen Sie, die Negativität Ihrer Mitmenschen bewusst wahrzunehmen. Sie erkennen dann, dass Sie sich von der Negativität getrennt wahrnehmen können.

Fragen Sie sich nun, wann Sie so etwas schon einmal erlebt haben. Spüren Sie nach, wie gut es Ihnen tat.

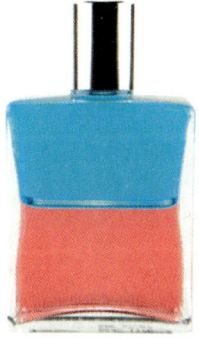

45 Türkis / Magenta

Quintessenz: Pallas Athene
Pomander: Tiefmagenta

Meine Wahrheit: Im Freundeskreis gelte ich als ein guter Zuhörer. Weil ich, ohne zu werten, zuhören und meine Wahrnehmung ehrlich äußern kann, entsteht im Gespräch mit anderen Menschen eine tiefe Geborgenheit und Herzlichkeit. Wir verstehen einander und können uns angeregt unterhalten.	**Wenn ich aber ehrlich bin:** Ich habe manchmal keine Lust, mich mit Freunden zu unterhalten. Es ist für mich fast schon eine Qual, die Zeit mit Freunden zu verbringen, aber ich halte tapfer aus.

Kommt Ihnen dieses Verhalten bekannt vor? Erinnern Sie sich an eine Situation in den letzten drei Monaten, in der Sie sich so fühlten?

Kinesiologische Korrektur: Ohrenkurzschluss

Ursache: Was könnte im Alter von neun Jahren geschehen sein, dass ich mich einer Situation ausgeliefert fühlte, ich zuhören musste, obwohl mich das Thema nicht interessierte?	Falls Sie zu der Frage keine Erinnerung haben, lesen Sie das Kapitel »Die Kraft der eigenen Fantasie«.

Welcher negative Satz, der mit »Ich muss…« beginnt, fällt Ihnen zu dieser Situation ein?

> Korrektur über innere Bilder: Den Körper reinigen

Schreiben Sie einen positiven Satz auf, der Ihnen direkt nach der Korrektur einfällt und mit »Ich bin…« beginnt.

Machen Sie nun die Übung »Liegende Acht«, und führen Sie sie drei Tage hintereinander dreimal täglich durch.

Lernbotschaft: Wenn Sie spüren, dass Gespräche mit Freunden zu anstrengend für Sie sind, fragen Sie sich, ob Sie momentan auf einer »Wellenlänge« sind. Wichtig ist es, dass Sie zur Ruhe kommen und sich fragen, ob Sie sich bei Ihren Freunden geborgen fühlen. Seien Sie ehrlich zu sich selbst, und ziehen Sie sich im Zweifelsfall eine Weile zurück.

Fragen Sie sich nun, wann Sie so etwas schon einmal erlebt haben. Spüren Sie nach, wie gut es Ihnen tat.

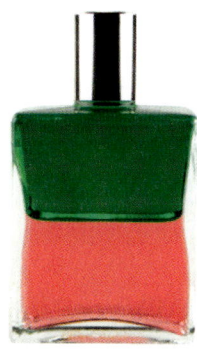

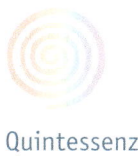

46 Grün / Magenta

Quintessenz: Pallas Athene

Pomander: Tiefmagenta

Meine Wahrheit: Ich bin ein sehr liebevoller und harmonischer Mensch. Ich versorge mich selbst gut. Ich fühle mich frei und entscheide, was ich unternehme. Ich achte genau darauf, mich mit netten Menschen oder wohltuenden Dingen zu umgeben.	**Wenn ich aber ehrlich bin:** Manchmal neige ich dazu, mich selbst zu quälen. Oft geschieht dies, weil ich mich infrage stelle. Oder ich mache einfach alles mit, was andere vorschlagen, auch wenn es mir nicht guttut.

Kommt Ihnen dieses Verhalten bekannt vor? Erinnern Sie sich an eine Situation in den letzten drei Monaten, in der Sie sich so fühlten?

Kinesiologische Korrektur: Überkreuzbewegung

Ursache: Was könnte während der Schwangerschaft oder im Alter von einem oder zehn Jahren geschehen sein, dass mich niemand wahrnahm und versorgte, obwohl es mir schlechtging und ich Hilfe brauchte?	Falls Sie zu der Frage keine Erinnerung haben, lesen Sie das Kapitel »Die Kraft der eigenen Fantasie«.

Welcher negative Satz, der mit »Ich muss…« beginnt, fällt Ihnen zu dieser Situation ein?

Korrektur über innere Bilder: Verbindung mit einer Person, einem Tier oder einem Gegenstand

Schreiben Sie einen positiven Satz auf, der Ihnen direkt nach der Korrektur einfällt und mit »Ich bin…« beginnt.

Machen Sie nun die Übung »Liegende Acht«, und führen Sie sie drei Tage hintereinander dreimal täglich durch.

Lernbotschaft: Lernen Sie, alles zu schätzen, was Ihnen guttut. Nehmen Sie wahr, wie sich dies in Ihrem Körper anfühlt. Gehen Sie sorgsam mit materiellen Dingen um, so verbinden Sie sich mit Ihrem Körper. Sie können dann gut Grenzen setzen und gezielt Ihre Bedürfnisse ausleben.

Fragen Sie sich nun, wann Sie so etwas schon einmal erlebt haben. Spüren Sie nach, wie gut es Ihnen tat.

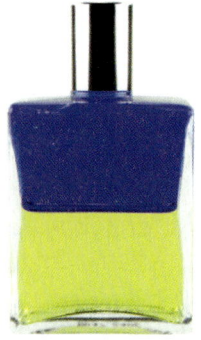
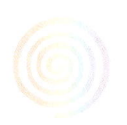

47 Königsblau / Zitronengelb

Quintessenz: Kuthumi
Pomander: Gelb

Meine Wahrheit: Ich kann mich vollkommen auf mein Bauchgefühl und meine Intuition verlassen. Wenn ich etwas Eigenes entwickele, lasse ich mich von meinem Gefühl und meiner Wahrnehmung führen. Am Ende bin ich oft sehr glücklich, dass ich meinen Wunsch oder meine Idee realisiert habe.	**Wenn ich aber ehrlich bin:** Es fällt mir manchmal schwer, zu meinen Ideen und Wünschen zu stehen. Ich grübele zu viel über die Meinung anderer Menschen und werde nervös, unkonzentriert und unsicher. Weil ich zu viel nachdenke, habe ich manchmal starke Kopfschmerzen.

Kommt Ihnen dieses Verhalten bekannt vor? Erinnern Sie sich an eine Situation in den letzten drei Monaten, in der Sie sich so fühlten?

Kinesiologische Korrektur: Fixierung

Ursache: Was könnte im Alter von zwei oder elf Jahren geschehen sein, dass mir jemand meine Meinung ausreden wollte oder mir seine Ansichten aufgezwungen hat?	Falls Sie zu der Frage keine Erinnerung haben, lesen Sie das Kapitel »Die Kraft der eigenen Fantasie«.

Welcher negative Satz, der mit »Ich muss…« beginnt, fällt Ihnen zu dieser Situation ein?

Korrektur über innere Bilder: Trennung von einer Person, einem Tier oder einem Gegenstand

Schreiben Sie einen positiven Satz auf, der Ihnen direkt nach der Korrektur einfällt und mit »Ich bin…« beginnt.

Machen Sie nun die Übung »Liegende Acht«, und führen Sie sie drei Tage hintereinander dreimal täglich durch.

Lernbotschaft: Achten Sie bewusst und konzentriert darauf, ob und wie Zeichen oder Botschaften auftreten, nachdem Sie Ihre Wünsche und Ideen entwickelt haben. Es ergeben sich Situationen, die mit diesen Ideen und Wünschen zusammenhängen. Nehmen Sie diese Zeichen ernst, und folgen Sie ihnen.

Fragen Sie sich nun, wann Sie so etwas schon einmal erlebt haben. Spüren Sie nach, wie gut es Ihnen tat.

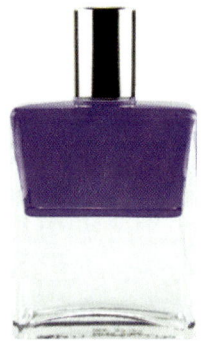

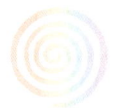

48 Violett / Klar

Quintessenz: Serapis Bey
Pomander: Weiß

| Meine Wahrheit: Ich weiß genau, wie wichtig es ist, sich auf andere Menschen zu konzentrieren, liebevoll zuzuhören und herzliche Gedanken und Gespräche zu haben. Ich kann mich von anderen Meinungen inspirieren lassen und neue Ideen dann klarer erkennen. | Wenn ich aber ehrlich bin: Ich bin manchmal sehr ungeduldig, wenn mir jemand seine Meinung mitteilt und diese von meiner eigenen abweicht. Ich kann es dann nicht ertragen, länger zuzuhören, und verspüre den Druck, den anderen von meiner Meinung zu überzeugen. |

Kommt Ihnen dieses Verhalten bekannt vor? Erinnern Sie sich an eine Situation in den letzten drei Monaten, in der Sie sich so fühlten?

Kinesiologische Korrektur: Fixierung

| Ursache: Was könnte im Alter von drei oder zwölf Jahren geschehen sein, dass ich mich von Traurigkeit umgeben fühlte? Ich war nicht in der Lage, etwas Schönes zu sehen. | Falls Sie zu der Frage keine Erinnerung haben, lesen Sie das Kapitel »Die Kraft der eigenen Fantasie«. |

Welcher negative Satz, der mit »Ich muss…« beginnt, fällt Ihnen zu dieser Situation ein?

Korrektur über innere Bilder: Die Körperblockade wegklopfen

Schreiben Sie einen positiven Satz auf, der Ihnen direkt nach der Korrektur einfällt und mit »Ich bin…« beginnt.

Machen Sie nun die Übung »Liegende Acht«, und führen Sie sie drei Tage hintereinander dreimal täglich durch.

Lernbotschaft: Lernen Sie, dass Sie auf Negatives fixiert sind, wenn Sie erkennen, dass andere Menschen etwas anders machen als Sie. Über etwas zu urteilen schafft Schwere. Versuchen Sie, die positive Energie von anderen Menschen wahrzunehmen. Dies gibt Ihnen Ihre Leichtigkeit zurück.

Fragen Sie sich nun, wann Sie so etwas schon einmal erlebt haben. Spüren Sie nach, wie gut es Ihnen tat.

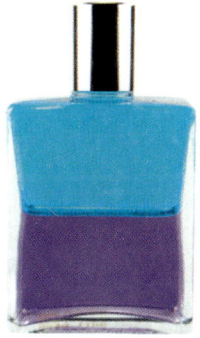

49 Türkis / Violett

Quintessenz: St. Germain
Pomander: Violett

Meine Wahrheit: Bei anderen Menschen kann ich gut das Wesen und die Persönlichkeit der Menschen wahrnehmen. Wenn sie mir etwas erzählen oder zeigen, beobachte ich sie genau und nehme ihre Botschaften deutlich wahr. In solchen Momenten fühle ich mich mit ihnen sehr verbunden.	**Wenn ich aber ehrlich bin:** Ich reagiere streitsüchtig. Wenn mir jemand etwas zeigt, was er besonders gut findet, ist es mir meistens gleichgültig.

Kommt Ihnen dieses Verhalten bekannt vor? Erinnern Sie sich an eine Situation in den letzten drei Monaten, in der Sie sich so fühlten?

Kinesiologische Korrektur: Augenkurzschluss

Ursache: Was könnte im Alter von vier oder dreizehn Jahren geschehen sein, dass ich mich stark freute, weil ich etwas sehr Wichtiges entdeckt oder erkannt habe, und eine vertraute Person mich ignorierte?	Falls Sie zu der Frage keine Erinnerung haben, lesen Sie das Kapitel »Die Kraft der eigenen Fantasie«.

Welcher negative Satz, der mit »Ich muss...« beginnt, fällt Ihnen zu dieser Situation ein?

Korrektur über innere Bilder: Die Edelsteinhöhle

Schreiben Sie einen positiven Satz auf, der Ihnen direkt nach der Korrektur einfällt und mit »Ich bin...« beginnt.

Machen Sie nun die Übung »Liegende Acht«, und führen Sie sie drei Tage hintereinander dreimal täglich durch.

Lernbotschaft: Lernen Sie, sich im Kontakt mit anderen Menschen selbst zu beobachten. Sie bemerken dann beispielsweise, dass Sie sich von Ihren negativen Gedanken ablenken lassen. Versuchen Sie, Ihren Mitmenschen in die Augen zu schauen oder ihre Gefühlsregungen zu erfassen, so sind Sie mit ihnen im Gespräch verbunden, auch wenn die Meinungen vielleicht unterschiedlich sind.

Fragen Sie sich nun, wann Sie so etwas schon einmal erlebt haben. Spüren Sie nach, wie gut es Ihnen tat.

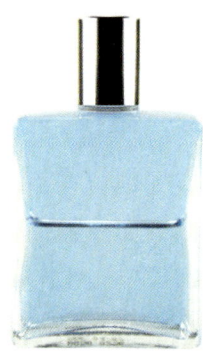

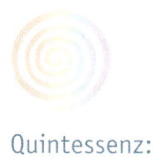

50 Hellblau / Hellblau

Quintessenz: El Morya
Pomander: Saphirblau

Meine Wahrheit: Ich kann meiner Spontaneität sehr gut vertrauen. Ich weiß, dass mir nichts geschehen kann, wenn ich spontan meine Gefühle zeige und auslebe. Ich sehe, erkenne und reagiere sofort. Ich verlasse mich auf meine Sichtweise und die spontane Aktion, weil ich erkannt habe, dass dies meiner tiefen Wahrheit entspringt. Ich weiß, dass dieses Verhalten wahrhaftiges Vertrauen ist.

Wenn ich aber ehrlich bin: Ich kann mit dem Thema Vertrauen nichts anfangen. Ich weiß einfach nicht, was es bedeuten soll. Ich muss immer überlegt handeln, damit sich keine Existenzängste entwickeln.

Kommt Ihnen dieses Verhalten bekannt vor? Erinnern Sie sich an eine Situation in den letzten drei Monaten, in der Sie sich so fühlten?

Kinesiologische Korrektur: Eingeengte Schädelknochen befreien

Ursache: Was könnte während der Schwangerschaft oder im Alter von fünf Jahren geschehen sein, dass mich ein spontaner Gefühlsausbruch einer Person sehr traurig machte und mir jeden Lebensmut nahm?

Falls Sie zu der Frage keine Erinnerung haben, lesen Sie das Kapitel »Die Kraft der eigenen Fantasie«.

Welcher negative Satz, der mit »Ich muss…« beginnt, fällt Ihnen zu dieser Situation ein?

Korrektur über innere Bilder: Das Innere Kind trösten

Schreiben Sie einen positiven Satz auf, der Ihnen direkt nach der Korrektur einfällt und mit »Ich bin…« beginnt.

Machen Sie nun die Übung »Liegende Acht«, und führen Sie sie drei Tage hintereinander dreimal täglich durch.

Lernbotschaft: Schirmen Sie sich von den negativen Gefühlsausbrüchen anderer Menschen ab. Wie eine Mutter ihr Kind beschützt, so sorgen Sie für sich selbst. Sie erhalten Ihr Selbstvertrauen zurück und kommen in Kontakt mit sich selbst.

Fragen Sie sich nun, wann Sie so etwas schon einmal erlebt haben. Spüren Sie nach, wie gut es Ihnen tat.

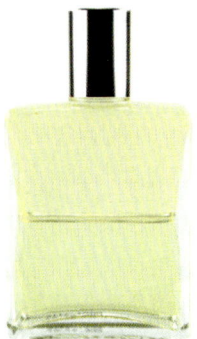
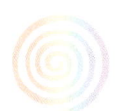

51 Hellgelb / Hellgelb

Quintessenz:	Kuthumi
Pomander:	Gelb

Meine Wahrheit: Ich strahle viel Leichtigkeit und Fröhlichkeit aus, die auch authentisch ist. Ich bin kraftvoll und glücklich. Mich wirft nichts aus der Bahn. Negativen Verhaltensweisen anderer Menschen oder scheinbar schwierigen Situationen begegne ich selbstsicher und löse oft durch mein leichtes Denken Schwere auf.	**Wenn ich aber ehrlich bin:** Ich neige dazu, in einem Augenblick »himmelhoch jauchzend« und in anderen Momenten »zu Tode betrübt« zu sein. Wenn ich einmal glücklich bin, dauert es nicht lange, bis es mir wieder schlechtgeht. Was mich glücklich machte, erreicht mich dann nicht mehr. Ich bin körperlich schlapp, alles ist mir zu schwer, und nichts kann mich erfreuen.

Kommt Ihnen dieses Verhalten bekannt vor? Erinnern Sie sich an eine Situation in den letzten drei Monaten, in der Sie sich so fühlten?

Ursache: Was könnte im Alter von sechs Jahren geschehen sein, dass ich regelmäßig etwas erleben musste, was mich emotional belastete und mir jegliche Kraft raubte? Ich hatte keine Chance, diese Regel zu durchbrechen.

Falls Sie zu der Frage keine Erinnerung haben, lesen Sie das Kapitel »Die Kraft der eigenen Fantasie«.

Welcher negative Satz, der mit »Ich muss…« beginnt, fällt Ihnen zu dieser Situation ein?

Korrektur über innere Bilder: Stirn-Hinterkopf-Halten

Schreiben Sie einen positiven Satz auf, der Ihnen direkt nach der Korrektur einfällt und mit »Ich bin…« beginnt.

Machen Sie nun die Übung »Liegende Acht«, und führen Sie sie drei Tage hintereinander dreimal täglich durch.

Lernbotschaft: Lernen Sie, belastende Regeln zu durchbrechen. Erschaffen Sie sich einen neu strukturierten Alltagsablauf, der Ihnen positive Gefühle vermittelt. Vielleicht machen Sie einfach einmal etwas anders als normalerweise. Wichtig ist, dass Sie entdecken, welche Gewohnheit Sie demotiviert, und dass Sie stärkende Tätigkeiten finden.

Fragen Sie sich nun, wann Sie so etwas schon einmal erlebt haben. Spüren Sie nach, wie gut es Ihnen tat.

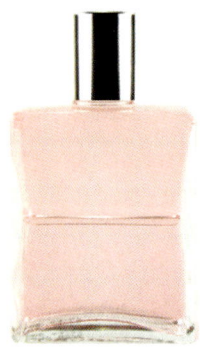

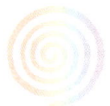

52 Hellrosa / Hellrosa

Quintessenz: Lady Nada

Pomander: Rosa

Meine Wahrheit: Ich spüre sehr deutlich, wann es an der Zeit ist, etwas Neues und besonders Schönes zu verwirklichen und mich damit zu präsentieren. Ich stehe zu meinen Herzenswünschen und Luxusgedanken und genieße es, wenn ich sie mir endlich erfülle.	**Wenn ich aber ehrlich bin:** Ich bin sehr nervös, besonders wenn ich spüre, dass ich Erfolg haben oder etwas wunderschönes Neues mein Leben verändern könnte. Es fühlt sich wie Lampenfieber an. Ich habe Angst, dass alles wie ein Kartenhaus in sich zusammenbricht, sobald ich darüber rede. Ich neige sogar dazu, besser alles beim Alten zu belassen.

Kommt Ihnen dieses Verhalten bekannt vor? Erinnern Sie sich an eine Situation in den letzten drei Monaten, in der Sie sich so fühlten?

Kinesiologische Korrektur: Fixierung

Ursache: Was könnte im Alter von sieben Jahren geschehen sein, dass ich meine schönen Versprechungen anderen gegenüber nicht halten konnte oder schöne Erwartungen von anderen nicht erfüllt wurden?	Falls Sie zu der Frage keine Erinnerung haben, lesen Sie das Kapitel »Die Kraft der eigenen Fantasie«.

Welcher negative Satz, der mit »Ich muss…« beginnt, fällt Ihnen zu dieser Situation ein?

Korrektur über innere Bilder: Die Belastung abgeben

Schreiben Sie einen positiven Satz auf, der Ihnen direkt nach der Korrektur einfällt und mit »Ich bin...« beginnt.

Machen Sie nun die Übung »Liegende Acht«, und führen Sie sie drei Tage hintereinander dreimal täglich durch.

Lernbotschaft: Lernen Sie, dass wahres, körperliches und seelisches Wohlbefinden und persönlicher Erfolg bereits vorhanden sind, sobald Sie Ihre neue Wahrheit gefunden haben und diesen Weg auch verfolgen. Äußerliche Veränderungen und luxuriöse Dinge zeigen sich, wenn Sie zu ihnen stehen und mutig über sie reden.

Fragen Sie sich nun, wann Sie so etwas schon einmal erlebt haben. Spüren Sie nach, wie gut es Ihnen tat.

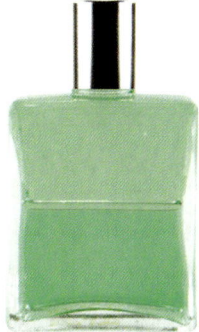 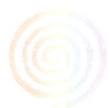

53 Hellgrün / Hellgrün

Quintessenz:	Hilarion
Pomander:	Smaragdgrün

Meine Wahrheit: Ich kann gut für mich einstehen. Ich weiß sehr genau, was mir zusteht, und kann es auf authentische Art und Weise fordern. Ich kann allgemein gut handeln, weil ich ein feines Gespür für den Wert einer geleisteten Arbeit oder eines Gegenstandes habe. Ich bin immer darauf bedacht, Gerechtigkeit auszuleben.

Wenn ich aber ehrlich bin: Ich kann schlecht Lob annehmen. Auch wenn ich etwas Außergewöhnliches geleistet habe, denke ich, es sei nichts Besonderes. Daher fällt es mir sehr schwer, für meine Leistungen Geld oder Geschenke anzunehmen oder ein höheres Honorar einzufordern. Ich lasse mich von den Argumenten der anderen beeinflussen und gebe sofort nach.

Kommt Ihnen dieses Verhalten bekannt vor? Erinnern Sie sich an eine Situation in den letzten drei Monaten, in der Sie sich so fühlten?

Kinesiologische Korrektur: Augenkurzschluss

Ursache: Was könnte im Alter von acht Jahren geschehen sein, dass eine großer Herzenswunsch nicht erfüllt wurde und meine besten Argumente nicht halfen?	Falls Sie zu der Frage keine Erinnerung haben, lesen Sie das Kapitel »Die Kraft der eigenen Fantasie«.

Welcher negative Satz, der mit »Ich muss…« beginnt, fällt Ihnen zu dieser Situation ein?

Korrektur über innere Bilder: Die Situation in Farbe betrachten

---

Schreiben Sie einen positiven Satz auf, der Ihnen direkt nach der Korrektur einfällt und mit »Ich bin…« beginnt.

Machen Sie nun die Übung »Liegende Acht«, und führen Sie sie drei Tage hintereinander dreimal täglich durch.

Lernbotschaft: Lernen Sie, dass sich wahrhafte Herzenswünsche immer erfüllen. Meistens liegt es nur an einem ungünstigen Zeitpunkt, wenn die Erfüllung schwierig ist. Ihre Herzenswünsche und das Gefühl, dass Ihnen etwas zusteht, haben eine enorme Kraft. Behalten Sie dies immer im Auge, und konzentrieren Sie sich auf dieses starke Gefühl. So bleiben Sie in Ihrer Kraft.

Fragen Sie sich nun, wann Sie so etwas schon einmal erlebt haben. Spüren Sie nach, wie gut es Ihnen tat.

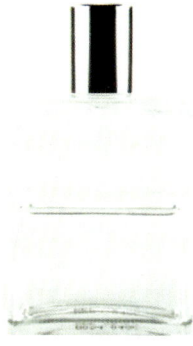

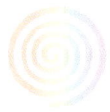

54 Klar / Klar

Quintessenz: Serapis Bey
Pomander: Weiß

Meine Wahrheit: Ich erkenne gleichgesinnte Partner, also Menschen, die zu mir passen und genauso fühlen und denken wie ich. Wir sind auf der gleichen Wellenlänge und können gemeinsame Projekte aus dem Nichts heraus verwirklichen.	**Wenn ich aber ehrlich bin:** Ich fühle mich verloren und einsam. Ich treffe immer nur Menschen, zu denen ich keinen tiefen und wahrhaften Kontakt pflegen kann. Es findet keine gewinnbringende Kommunikation statt, weil wir aneinander vorbei reden. Trotzdem versuche ich immer wieder, Kontakt mit ihnen zu haben, und spreche ihre persönlichen Themen an.

Kommt Ihnen dieses Verhalten bekannt vor? Erinnern Sie sich an eine Situation in den letzten drei Monaten, in der Sie sich so fühlten?

Kinesiologische Korrektur: Transversalfluss

Ursache: Was könnte im Alter von neun Jahren geschehen sein, dass ich mich fühlte, als existierte ich für andere Menschen nicht?	Falls Sie zu der Frage keine Erinnerung haben, lesen Sie das Kapitel »Die Kraft der eigenen Fantasie«.

Welcher negative Satz, der mit »Ich muss...« beginnt, fällt Ihnen zu dieser Situation ein?

Korrektur über innere Bilder: Den Körper reinigen

Schreiben Sie einen positiven Satz auf, der Ihnen direkt nach der Korrektur einfällt und mit »Ich bin...« beginnt.

Machen Sie nun die Übung »Liegende Acht«, und führen Sie sie drei Tage hintereinander dreimal täglich durch.

Lernbotschaft: Nehmen Sie sich selbst wichtig. Gerade wenn Sie sich in der Gesellschaft von Menschen befinden, die Sie mit Ihren Botschaften, Visionen und Gedanken nicht wahrnehmen, versuchen Sie, diese Menschen nicht so wichtig zu nehmen. Suchen Sie nach Menschen, die besser zu Ihnen passen. Sie haben sie bisher nur nicht gesehen.

Fragen Sie sich nun, wann Sie so etwas schon einmal erlebt haben. Spüren Sie nach, wie gut es Ihnen tat.

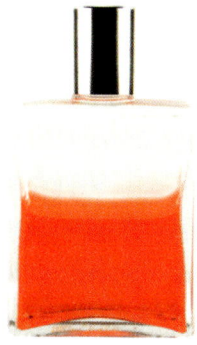

55 Klar / Rot

Quintessenz: Der Christus
Pomander: Dunkelrot oder Rot

Meine Wahrheit: Ich bin ehrlich und habe eine authentische, charismatische Ausstrahlung. Ich trage sehr viel Kraft in mir, weil ich aus dem Herzen heraus handele. Ich spüre deutlich, was krank macht. Ich stehe für meine Wahrheit ein und weiß, dass ein schlechtes Gewissen oder Schuldgefühle nicht meiner Wahrheit entsprechen. Sie werden nur von anderen übertragen und bringen mich von meinem Weg ab. Was ich von Herzen tue, ist meine Wahrheit, und danach handle ich.

Wenn ich aber ehrlich bin: Manchmal habe ich das Gefühl, als sei meine Energie wie weggeblasen. Ich möchte gerne aktiv sein, kann aber nicht. Ich bin dann wie gelähmt.

Kommt Ihnen dieses Verhalten bekannt vor? Erinnern Sie sich an eine Situation in den letzten drei Monaten, in der Sie sich so fühlten?

Ursache: Was könnte während der Schwangerschaft oder im Alter von einem oder zehn Jahren geschehen sein, dass ich sehr wütend war oder die Wut anderer Menschen empfunden habe? Dies führte dann zu starken Schuldgefühlen.	Falls Sie zu der Frage keine Erinnerung haben, lesen Sie das Kapitel »Die Kraft der eigenen Fantasie«.

Welcher negative Satz, der mit »Ich muss...« beginnt, fällt Ihnen zu dieser Situation ein?

Korrektur über innere Bilder: Verbindung mit einer Person, einem Tier oder einem Gegenstand

Schreiben Sie einen positiven Satz auf, der Ihnen direkt nach der Korrektur einfällt und mit »Ich bin...« beginnt.

Machen Sie nun die Übung »Liegende Acht«, und führen Sie sie drei Tage hintereinander dreimal täglich durch.

Lernbotschaft: Erkennen Sie, wie Sie sich selbst immer wieder Grenzen setzen. Lösen Sie sich von Schuldgefühlen, die entstehen, weil Sie Ihrem Herzen und Ihrer Überzeugung folgen. Lassen Sie Ihren Mut zu, und realisieren Sie Ihre Wünsche. Handeln Sie nach Ihrer Wahrnehmung und Ihren Gefühlen, so zeigen Sie Ihre Grenzen und leben ehrlich sich selbst und Ihren Mitmenschen gegenüber.

Fragen Sie sich nun, wann Sie so etwas schon einmal erlebt haben. Spüren Sie nach, wie gut es Ihnen tat.

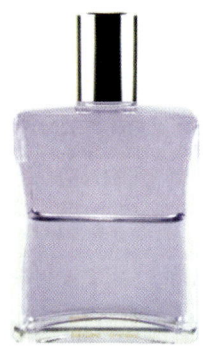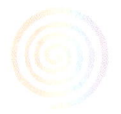

56 Hellviolett / Hellviolett

Quintessenz: St. Germain
Pomander: Violett

Meine Wahrheit: Ich bin mit meiner allgemeinen Lebenssituation sehr zufrieden. Mit meinem Partner oder in meinem Beruf fühle ich mich sehr wohl und bin in Harmonie. Ich bin allgemein sehr ausgeglichen.	**Wenn ich aber ehrlich bin:** Ich neige dazu, zu viel oder zu oft meine Lebenssituation zu kritisieren. Manchmal stelle ich mir auch vor, dass eine veränderte Lebenssituation besser wäre. Ich bin dann so verunsichert und durcheinander, dass ich nicht mehr weiß, was ich will, und mich am liebsten von allem trennen würde.

Kommt Ihnen dieses Verhalten bekannt vor? Erinnern Sie sich an eine Situation in den letzten drei Monaten, in der Sie sich so fühlten?

Kinesiologische Korrektur: Augenkurzschluss

Ursache: Was könnte im Alter von zwei oder elf Jahren geschehen sein, dass ich mit zu vielen Eindrücken konfrontiert wurde und mich überfordert fühlte?	Falls Ihnen zu der Frage keine Erinnerung einfällt, lesen Sie das Kapitel »Die Kraft der eigenen Fantasie«.

Welcher negative Satz, der mit »Ich muss…« beginnt, fällt Ihnen zu dieser Situation ein?

Korrektur über innere Bilder: Die Bedrohung auflösen

Schreiben Sie einen positiven Satz auf, der Ihnen direkt nach der Korrektur einfällt und mit »Ich bin…« beginnt.

Machen Sie nun die Übung »Liegende Acht«, führen Sie sie drei Tage hintereinander dreimal täglich durch.

Lernbotschaft: Stellen Sie das Gefühl des Wartens ab. Wenn Sie sich etwas vornehmen, was Sie verändern möchten, dann gehen Sie es an. Vertrauen Sie darauf, dass eine positive Veränderung stattfinden wird. Größere positive Veränderungen treten dann ein, wenn Sie sich auf sie fokussieren.

Fragen Sie sich nun, wann Sie so etwas schon einmal erlebt haben. Spüren Sie nach, wie gut es Ihnen tat.

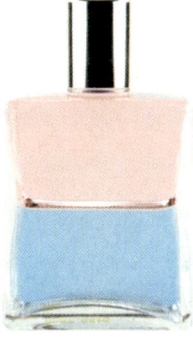

57 Hellrosa / Hellblau

Quintessenz:	Pallas Athene
Pomander:	Tiefmagenta

Meine Wahrheit: Ich bin in der Lage, jeden Menschen mit seinen Eigenschaften zu akzeptieren. Ich spüre tiefen Frieden in mir, weil ich weiß, dass niemand besser oder schlechter ist. Die Menschen ergänzen einander. Aus diesem Grund lasse ich mich auch gern auf gemeinsame Projekte ein.	**Wenn ich aber ehrlich bin:** Manchmal versuche ich, alles allein zu bewältigen, auch wenn es körperlich zu schwer für mich ist. Ich bin danach völlig erschöpft.

Kommt Ihnen dieses Verhalten bekannt vor? Erinnern Sie sich an eine Situation in den letzten drei Monaten, in der Sie sich so fühlten?

Kinesiologische Korrektur: Augenkurzschluss

Ursache: Was könnte im Alter von drei oder zwölf Jahren geschehen sein, dass ich eine für mich schwer zu erbringende Leistung erfüllen musste, aber keine Hilfe in Anspruch nehmen wollte oder durfte?	Falls Sie zu der Frage keine Erinnerung haben, lesen Sie das Kapitel »Die Kraft der eigenen Fantasie«.

Welcher negative Satz, der mit »Ich muss...« beginnt, fällt Ihnen zu dieser Situation ein?

Korrektur über innere Bilder: Die Körperblockade wegklopfen

Schreiben Sie einen positiven Satz auf, der Ihnen direkt nach der Korrektur einfällt und mit »Ich bin...« beginnt.

Machen Sie nun die Übung »Liegende Acht«, und führen Sie sie drei Tage hintereinander dreimal täglich durch.

Lernbotschaft: Lernen Sie, sich auf andere Menschen zu verlassen und dem Wissen und dem Können anderer zu vertrauen. So werden Ihre Mitmenschen auch gern Ihr Wissen in Anspruch nehmen, und es entsteht ein fruchtbares Gemeinschaftsgefühl.

Fragen Sie sich nun, wann Sie so etwas schon einmal erlebt haben. Spüren Sie nach, wie gut es Ihnen tat.

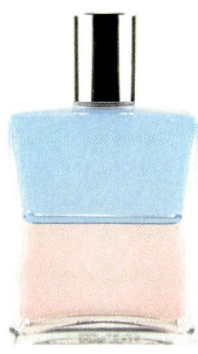

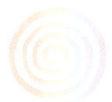

58 Hellblau / Hellrosa

Quintessenz: Orion und Angelika
Pomander: Rosa

Meine Wahrheit: Ich vertraue mir selbst, wenn ich eine Aufgabe oder eine Arbeit erledigen soll. Ich bin in der Lage, Verstand, Intuition und Gefühl zu verbinden, sobald ich selbstverantwortlich etwas realisiere. Ich konzentriere mich voll und ganz auf eine Sache, sodass ich eine Einheit mit der Arbeit bilde. Das Ergebnis ist dann immer zu meiner vollen Zufriedenheit.

Wenn ich aber ehrlich bin: Ich neige dazu, meine Arbeit mit Verbissenheit und nach bestimmten Regeln zu erledigen. Ich gebe mir viel Mühe, damit ich erfolgreich bin. Doch oft erlebe ich genau das Gegenteil. Ich werde sehr unruhig, und ich weiß nicht, was ich falsch mache.

Kommt Ihnen dieses Verhalten bekannt vor? Erinnern Sie sich an eine Situation in den letzten drei Monaten, in der Sie sich so fühlten?

Kinesiologische Korrektur: Eingeengte Schädelknochen befreien

Ursache: Was könnte im Alter von vier oder dreizehn Jahren geschehen sein, dass ich sehr verbissen und verkrampft etwas lernte, was mir Schwierigkeiten bereitete.

Falls Sie zu der Frage keine Erinnerung haben, lesen Sie das Kapitel »Die Kraft der eigenen Fantasie«.

Welcher negative Satz, der mit »Ich muss…« beginnt, fällt Ihnen zu dieser Situation ein?

Korrektur über innere Bilder: Die Edelsteinhöhle

Schreiben Sie einen positiven Satz auf, der Ihnen direkt nach der Korrektur einfällt und mit »Ich bin…« beginnt.

Machen Sie nun die Übung »Liegende Acht«, und führen Sie sie drei Tage hintereinander dreimal täglich durch.

Lernbotschaft: Beobachten Sie sich selbst, wenn Sie eine wichtige Arbeit erledigen möchten und verkrampfen. Lockern Sie Ihre Arbeit auf, indem Sie lustige Ideen spontan ausleben. Lassen Sie es zu, wenn Ihnen etwas Auflockerndes einfällt. Arbeit ist nicht immer todernst. Positive Ergebnisse kommen am ehesten zustande, wenn bei der Arbeit gelacht wird.

Fragen Sie sich nun, wann Sie so etwas schon einmal erlebt haben. Spüren Sie nach, wie gut es Ihnen tat.

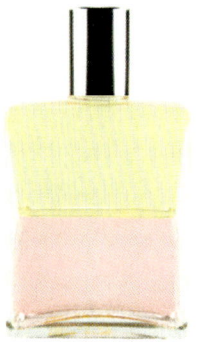 

59 Hellgelb / Hellrosa

Quintessenz: Lady Portia
Pomander: Gold

Meine Wahrheit: Ich glaube an meine Wünsche und Träume. Ich weiß auch, dass das erfolgreiche Realisieren von Projekten und Ideen nur geschehen kann, wenn ich es selbst von Herzen gern möchte und mein Wissen und Können hundertprozentig einsetze. So kann ich gezielt, selbstsicher und auch spontan handeln, sodass die Dinge sich nach meinen Vorstellungen entwickeln.	**Wenn ich aber ehrlich bin:** Wenn ich mir etwas vorgenommen habe oder die Verwirklichung eines Projekts angehen möchte, neige ich immer wieder dazu, alles zu überdenken. Spontan ändere ich bereits eingeleitete Schritte und komme nicht voran.

Kommt Ihnen dieses Verhalten bekannt vor? Erinnern Sie sich an eine Situation in den letzten drei Monaten, in der Sie sich so fühlten?

Kinesiologische Korrektur: Fixierung	
Ursache: Was könnte im Alter von fünf oder vierzehn Jahren geschehen sein, dass man von mir eine bestimmte Leistung erwartet hat? Ich hatte absolut keine Lust, handelte dadurch automatisch und war nicht bei der Sache.	Falls Sie zu der Frage keine Erinnerung haben, lesen Sie das Kapitel »Die Kraft der eigenen Fantasie«.

Welcher negative Satz, der mit »Ich muss…« beginnt, fällt Ihnen zu dieser Situation ein?

Korrektur über innere Bilder: Das Innere Kind trösten

Schreiben Sie einen positiven Satz auf, der Ihnen direkt nach der Korrektur einfällt und mit »Ich bin…« beginnt.

Machen Sie nun die Übung »Liegende Acht«, und führen Sie sie drei Tage hintereinander dreimal täglich durch.

Lernbotschaft: Fragen Sie sich, ob Sie Ihre tägliche Arbeit auch mit innerer Freude beginnen. Lernen Sie, sich eine helle, freundliche und freudige Umgebung zu erschaffen, während Sie diese Arbeit erledigen. Freude unterstützt Ihre Tatkraft. Ihre Ideen und Projekte lassen sich in einer schönen Umgebung besser verwirklichen.

Fragen Sie sich nun, wann Sie so etwas schon einmal erlebt haben. Spüren Sie nach, wie gut es Ihnen tat.

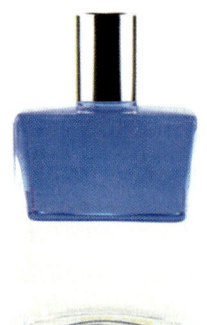
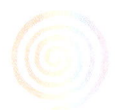

60 Blau /Klar

Quintessenz: Lao Tse und Kwan Yin
Pomander: Orange

Meine Wahrheit: Ich bin ein sehr bewusst lebender Mensch. Ich erkenne die Hinweise, die sich aus Ereignissen oder Zufällen ergeben. Ich mache mir viele Gedanken über das Leben und hinterfrage mein Verhalten und das meiner Mitmenschen. So erhalte ich innere Klarheit und Sicherheit, bin authentisch und traue mir eine Menge zu.	**Wenn ich aber ehrlich bin:** Manchmal stehe ich buchstäblich neben mir und fühle mich von meinem Körper getrennt. Ich bin dann entweder sehr emotional und ausfallend, oder ich kann keinen klaren Gedanken finden und bin sehr unsicher.

Kommt Ihnen dieses Verhalten bekannt vor? Erinnern Sie sich an eine Situation in den letzten drei Monaten, in der Sie sich so fühlten?

Kinesiologische Korrektur: Transversalfluss

Ursache: Was könnte während der Schwangerschaft oder im Alter von sechs Jahren geschehen sein, dass ich von jemandem erschreckt wurde und mich körperlich überwältigt fühlte? Ich konnte nichts mehr aus eigener Kraft tun.	Falls Sie zu der Frage keine Erinnerung haben, lesen Sie das Kapitel »Die Kraft der eigenen Fantasie«.

Welcher negative Satz, der mit »Ich muss…« beginnt, fällt Ihnen zu dieser Situation ein?

Korrektur über innere Bilder: Stirn-Hinterkopf-Halten

Schreiben Sie einen positiven Satz auf, der Ihnen direkt nach der Korrektur einfällt und mit »Ich bin...« beginnt.

Machen Sie nun die Übung »Liegende Acht«, und führen Sie sie drei Tage hintereinander dreimal täglich durch.

Lernbotschaft: Lernen Sie, zu verzeihen. Wenn Sie durcheinander sind, gibt es eine Person, auf die Sie unbewusst wütend sind und von der Sie sich missachtet fühlen. Finden Sie heraus, wer diese Person ist. Machen Sie sich klar, dass die Person vielleicht zu sehr mit eigenen Dingen beschäftigt ist und Sie aus diesem Grund nicht wahrnimmt.

Fragen Sie sich nun, wann Sie so etwas schon einmal erlebt haben. Spüren Sie nach, wie gut es Ihnen tat.

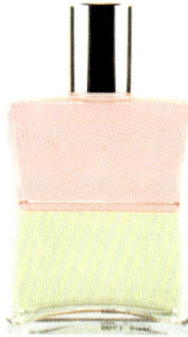

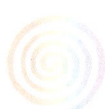

61 Hellrosa / Hellgelb

Quintessenz:	Sanat Kumara
Pomander:	Orange

Meine Wahrheit: Ich kann meine Vernunft gut mit meinen Bedürfnissen verbinden und in allen Lebenslagen klare Entscheidungen treffen. Ich kann sehr gut mit Geld umgehen und finde immer Wege, meine Bedürfnisse zu erfüllen.

Wenn ich aber ehrlich bin: Es fällt mir sehr schwer, Entscheidungen zu treffen, besonders in finanziellen oder beruflichen Dingen. Ich denke immer, dass ich mir etwas nicht leisten kann oder bestimmten Aufgaben nicht gerecht werde. Wenn ich eine Entscheidung getroffen habe, bekomme ich so starke Zweifel, dass ich alles so schnell wie möglich rückgängig mache.

Kommt Ihnen dieses Verhalten bekannt vor? Erinnern Sie sich an eine Situation in den letzten drei Monaten, in der Sie sich so fühlten?

Kinesiologische Korrektur: Transversalfluss

Ursache: Was könnte im Alter von sieben Jahren geschehen sein, dass ich völlig überwältigt davon war, dass ich etwas Besonderes erhalten hatte? Ich dachte, dass ich so etwas nicht verdient hätte.	Falls Sie zu der Frage keine Erinnerung haben, lesen Sie das Kapitel »Die Kraft der eigenen Fantasie«.

Welcher negative Satz, der mit »Ich muss…« beginnt, fällt Ihnen zu dieser Situation ein?

Korrektur über innere Bilder: Die Belastung abgeben

Schreiben Sie einen positiven Satz auf, der Ihnen direkt nach der Korrektur einfällt und mit »Ich bin…« beginnt.

Machen Sie nun die Übung »Liegende Acht«, und führen Sie sie drei Tage hintereinander dreimal täglich durch.

Lernbotschaft: Gehen Sie neue Wege. Finden Sie heraus, was Sie in Ihrem Leben verwirklichen wollen. Lernen Sie, bewusst und gezielt Geld und Ihr Können zu investieren. Bauen Sie auf Ihrem Wissen auf, und gehen Sie Risiken ein. Suchen Sie intensiv nach Wegen, die Ihnen mehr Freude bereiten und mehr Geld einbringen. Dies ist eine konstruktive Aktivität, die auf das Positive ausgerichtet ist und so auch Positives erschafft.

Fragen Sie sich nun, wann Sie so etwas schon einmal erlebt haben. Spüren Sie nach, wie gut es Ihnen tat.

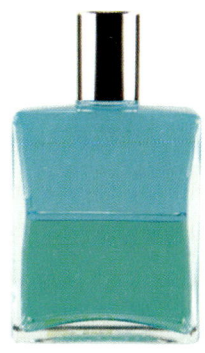

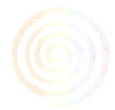

62 Helltürkis / Helltürkis

Quintessenz: Maha Chohan

Pomander: Türkis

Meine Wahrheit: Ich habe sehr gut erkannt, was oder wer mir Freude bringt und am Herzen liegt. Ich weiß, wie ich mein Leben gestalten möchte, und kann meinen Standpunkt gut vertreten. Ich kenne meine Grenzen und meine Stärken. Ich kommuniziere immer ehrlich und offen.

Wenn ich aber ehrlich bin: Ich kann manchmal nicht die passenden Worte finden, wenn ich meine Meinung äußern will. Gerade bei Herzensangelegenheiten oder freundschaftlichen Beziehungen fühle ich mich unfähig zu reden.

Kommt Ihnen dieses Verhalten bekannt vor? Erinnern Sie sich an eine Situation in den letzten drei Monaten, in der Sie sich so fühlten?

Kinesiologische Korrektur: Eingeengte Schädelknochen befreien

Ursache: Was könnte im Alter von acht Jahren geschehen sein, dass ich von einer mir nahestehenden Person nicht verstanden wurde, obwohl mir die Kommunikation sehr wichtig war?

Falls Sie zu der Frage keine Erinnerung haben, lesen Sie das Kapitel »Die Kraft der eigenen Fantasie«.

Welcher negative Satz, der mit »Ich muss…« beginnt, fällt Ihnen zu dieser Situation ein?

Korrektur über innere Bilder: Die Situation in Farbe betrachten

Schreiben Sie einen positiven Satz auf, der Ihnen direkt nach der Korrektur einfällt und mit »Ich bin…« beginnt.

Machen Sie nun die Übung »Liegende Acht«, und führen Sie sie drei Tage hintereinander dreimal täglich durch.

Lernbotschaft: Lernen Sie, dass Kommunikation auch über andere Wege als den der Sprache stattfindet. Sie können sich mit jemandem gut mittels Augenkontakt oder Körpersprache verständigen. Versuchen Sie, mit wichtigen Menschen Kontakt über die Augen herzustellen. Schauen Sie genau und bewusst hin, so zentrieren Sie sich und nehmen engen Kontakt zu den Menschen auf.

Fragen Sie sich nun, wann Sie so etwas schon einmal erlebt haben. Spüren Sie nach, wie gut es Ihnen tat.

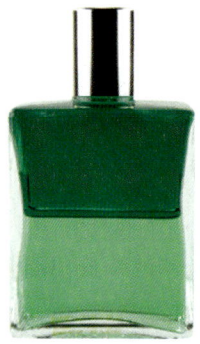

63 Grün / Hellgrün

| Quintessenz: | Djwal Khul oder Hilarion |
| Pomander: | Smaragdgrün |

| **Meine Wahrheit:** Ich bin ein unabhängiger, freier Mensch. Ich kann mir meine Zeit gut einteilen, indem ich auf meine Impulse höre und danach handle. Es ist mir wichtig, mir Zeit zu nehmen und eigene Dinge zu gestalten. | **Wenn ich aber ehrlich bin:** Manchmal möchte ich unbedingt ein persönliches Vorhaben vorantreiben und dränge dann andere Menschen dazu, mich zu unterstützen. Ich lasse ihnen keine Ruhe, bis sie ihre Meinung gesagt haben oder in meine Projekte eingreifen. Ich habe häufig das Gefühl, dass es ohne Unterstützung nicht weitergeht. |

Kommt Ihnen dieses Verhalten bekannt vor? Erinnern Sie sich an eine Situation in den letzten drei Monaten, in der Sie sich so fühlten?

Kinesiologische Korrektur: Stress im Körper abbauen

Ursache: Was könnte im Alter von neun Jahren geschehen sein, dass ich auf etwas oder jemanden warten musste und die Wartezeit mir unendlich lang erschien?	Falls Sie zu der Frage keine Erinnerung haben, lesen Sie das Kapitel »Die Kraft der eigenen Fantasie«.

Welcher negative Satz, der mit »Ich muss...« beginnt, fällt Ihnen zu dieser Situation ein?

Korrektur über innere Bilder: Den Körper reinigen

Schreiben Sie einen positiven Satz auf, der Ihnen direkt nach der Korrektur einfällt und mit »Ich bin...« beginnt.

Machen Sie nun die Übung »Liegende Acht«, und führen Sie sie drei Tage hintereinander dreimal täglich durch.

Lernbotschaft: Lernen Sie, nicht auf die Aktionen von anderen Menschen zu warten. Spüren Sie in sich hinein und fragen Sie sich, was Sie gern tun möchten. Verwirklichen Sie Ihre Wünsche. Erwarten Sie nichts, und erhalten Sie alles. Indem Sie sich auf sich selbst besinnen und die Zeit mit eigenen Aktivitäten füllen, geben Sie Ihren Mitmenschen die Möglichkeit, auf Sie zu reagieren und mit Ihnen zu kooperieren.

Fragen Sie sich nun, wann Sie so etwas schon einmal erlebt haben. Spüren Sie nach, wie gut es Ihnen tat.

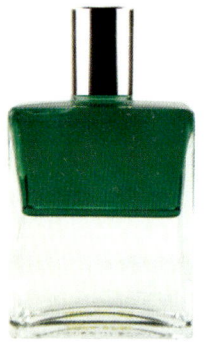

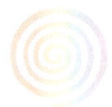

64 Grün / Klar

Quintessenz: Djwal Khul
Pomander: Smaragdgrün

| Meine Wahrheit: Ich bin in der Lage, meine innere Stimme zu hören. Sie geht von meinem Herzen aus. Klar und deutlich spüre ich, ob etwas für mich stimmt. Ich habe sehr deutlich erkannt, was meine Wahrheit ist. Aus diesem Grund können mich andere Menschen nicht beeinflussen. | Wenn ich aber ehrlich bin: Ich bin manchmal sehr ungerecht zu mir nahestehenden Mitmenschen. Ich werde eifersüchtig oder rede ihnen Schuldgefühle ein. Häufig fühle ich mich vernachlässigt, obwohl dazu kein Grund besteht. Ich bin einfach mit allem unzufrieden und weiß nicht, warum. |

Kommt Ihnen dieses Verhalten bekannt vor? Erinnern Sie sich an eine Situation in den letzten drei Monaten, in der Sie sich so fühlten?

Kinesiologische Korrektur: Ohrenkurzschluss

| Ursache: Was könnte während der Schwangerschaft oder im Alter von einem oder zehn Jahren geschehen sein, dass ich exakt und brav nach den Vorstellungen einer anderen Person handelte? | Falls Sie zu der Frage keine Erinnerung haben, lesen Sie das Kapitel »Die Kraft der eigenen Fantasie«. |

Welcher negative Satz, der mit »Ich muss...« beginnt, fällt Ihnen zu dieser Situation ein?

Korrektur über innere Bilder: Das Bild rahmen und es verändern

Schreiben Sie einen positiven Satz auf, der Ihnen direkt nach der Korrektur einfällt und mit »Ich bin...« beginnt.

Machen Sie nun die Übung »Liegende Acht«, und führen Sie sie drei Tage hintereinander dreimal täglich durch.

Lernbotschaft: Machen Sie es zu Ihrer Gewohnheit, sich zu fragen, was Sie wollen und wie Sie es umsetzen wollen. Lassen Sie sich Zeit mit Ihren Entscheidungen, und ergreifen Sie öfter die Initiative. Versuchen Sie aber auch, die Gedanken Ihres Gegenübers zu erkennen, und respektieren Sie sie wie die eigenen Gedanken.

Fragen Sie sich nun, wann Sie so etwas schon einmal erlebt haben. Spüren Sie nach, wie gut es Ihnen tat.

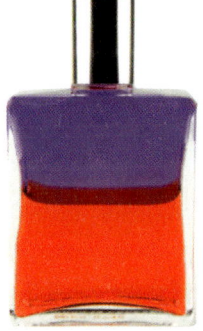 

65 Violett / Rot

Quintessenz:	Der Christus
Pomander:	Dunkelrot oder Rot

| Meine Wahrheit: Ich fühle mich in meinem Leben sehr wohl. Ich habe ein sehr schönes und sicheres Zuhause, das mir viel Geborgenheit gibt. Ich bin ein selbstsicherer Mensch und weiß, was ich kann und was meine Aufgabe ist. Ich erfülle meine Aufgaben sehr gern. | Wenn ich aber ehrlich bin: Ich habe manchmal das Gefühl, lebensunfähig zu sein. Ich strenge mich sehr an, doch niemand bemerkt meine Leistung. Oft zweifele ich, ob ich überhaupt etwas richtig machen kann. Ich neige auch dazu, mich zu streiten. |

Kommt Ihnen dieses Verhalten bekannt vor? Erinnern Sie sich an eine Situation in den letzten drei Monaten, in der Sie sich so fühlten?

Kinesiologische Korrektur: Überkreuzbewegung

Ursache: Was könnte im Alter von zwei oder elf Jahren geschehen sein, dass mir mein Sicherheitsgefühl genommen wurde?	Falls Sie zu der Frage keine Erinnerung haben, lesen Sie das Kapitel »Die Kraft der eigenen Fantasie«.

Welcher negative Satz, der mit »Ich muss…« beginnt, fällt Ihnen zu dieser Situation ein?

Korrektur über innere Bilder: Die Bedrohung auflösen

Schreiben Sie einen positiven Satz auf, der Ihnen direkt nach der Korrektur einfällt und mit »Ich bin…« beginnt.

Machen Sie nun die Übung »Liegende Acht«, und führen Sie sie drei Tage hintereinander dreimal täglich durch.

Lernbotschaft: Lernen Sie, sich auf das Hier und Jetzt zu fokussieren. Konzentrieren Sie sich auf eine Sache, und beenden Sie sie, lassen Sie sich dabei nicht stören. Was Sie sich vornehmen, bringen Sie auch zu Ende, egal wie lange es dauert.

Fragen Sie sich nun, wann Sie so etwas schon einmal erlebt haben. Spüren Sie nach, wie gut es Ihnen tat.

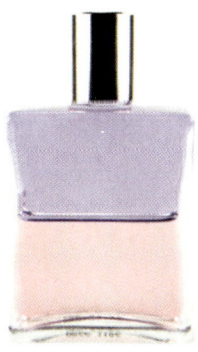

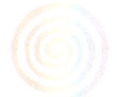

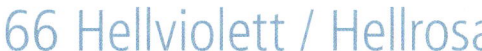

66 Hellviolett / Hellrosa

Quintessenz: Lady Nada oder Orion und Angelika

Pomander: Rosa

Meine Wahrheit: Ich verfüge über eine gesunde Urteilskraft. Ich spüre deutlich, wenn Unrecht geschieht. Ich weiß, wie schmerzhaft es ist, verurteilt zu werden, weil man nicht den Vorstellungen anderer Menschen entspricht. Ich verlasse mich auf meine Fähigkeit, Unrecht zu beurteilen, und kann mich selbstsicher und liebevoll für mein Recht einsetzen.	**Wenn ich aber ehrlich bin:** Ich befinde mich manchmal in Situationen, in denen ich anderen recht gebe, obwohl ich genau weiß, dass sie im Unrecht sind. Ich traue mich nicht, andere Menschen zu kritisieren und sie auf Fehler aufmerksam zu machen.

Kommt Ihnen dieses Verhalten bekannt vor? Erinnern Sie sich an eine Situation in den letzten drei Monaten, in der Sie sich so fühlten?

Kinesiologische Korrektur: Überkreuzbewegung

Ursache: Was könnte im Alter von drei oder zwölf Jahren geschehen sein, dass mich jemand wegen meiner Sensibilität angegriffen hat?	Falls Sie zu der Frage keine Erinnerung haben, lesen Sie das Kapitel »Die Kraft der eigenen Fantasie«.

Welcher negative Satz, der mit »Ich muss...« beginnt, fällt Ihnen zu dieser Situation ein?

Korrektur über innere Bilder: Einen Engel rufen

Schreiben Sie einen positiven Satz auf, der Ihnen direkt nach der Korrektur einfällt und mit »Ich bin...« beginnt.

Machen Sie nun die Übung »Liegende Acht«, und führen Sie sie drei Tage hintereinander dreimal täglich durch.

Lernbotschaft: Lernen Sie, sich in die Person hineinzuversetzen, die sich Ihrer Meinung nach falsch verhält. Zeigen Sie Verständnis, und nehmen Sie ehrliches Mitgefühl wahr. Äußern Sie dann Ihre Wahrnehmung, und sagen Sie, was falsch abläuft. Der Partner oder der Ratsuchende kann erst dann Ihre Meinung annehmen, wenn ehrliches Mitgefühl existiert.

Fragen Sie sich nun, wann Sie so etwas schon einmal erlebt haben. Spüren Sie nach, wie gut es Ihnen tat.

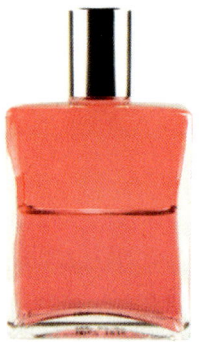
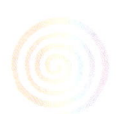

67 Magenta/ Magenta

Quintessenz: Pallas Athene
Pomander: Tiefmagenta

Meine Wahrheit: Ich bin sehr empfindsam, daher bemerke ich die kleinsten Details in den Gefühlsäußerungen meiner Mitmenschen oder in der Kommunikation mit Tieren. Ich kann positive und negative Gefühle anderer empfangen und sogar Gedanken lesen.	Wenn ich aber ehrlich bin: Ich fühle mich sehr niedergeschlagen. Irgendetwas raubt mir die Kraft. Ich bin depressiv und weinerlich, habe Sehnsucht nach Ruhe und Geborgenheit, schaffe es aber nicht, mich mit neuer Energie aufzuladen.

Kommt Ihnen dieses Verhalten bekannt vor? Erinnern Sie sich an eine Situation in den letzten drei Monaten, in der Sie sich so fühlten?

Kinesiologische Korrektur: Fixierung

Ursache: Was könnte im Alter von vier oder dreizehn Jahren geschehen sein, dass ich von einer wichtigen Person plötzlich alleingelassen wurde? Ich spürte, dass ich ihr zu anstrengend wurde.	Falls Sie zu der Frage keine Erinnerung haben, lesen Sie das Kapitel »Die Kraft der eigenen Fantasie«.

Welcher negative Satz, der mit »Ich muss …« beginnt, fällt Ihnen zu dieser Situation ein?

Korrektur über innere Bilder: Die Edelsteinhöhle

Schreiben Sie einen positiven Satz auf, der Ihnen direkt nach der Korrektur einfällt und mit »Ich bin …« beginnt.

Machen Sie nun die Übung »Liegende Acht«, und führen Sie sie drei Tage hintereinander dreimal täglich durch.

Lernbotschaft: Achten Sie auf Ihre Empfindungen und darauf, was Sie über andere Menschen oder Tiere denken, die sich momentan nicht gut fühlen. Nutzen Sie Ihr Mitgefühl dazu, sich auf die positiven Eigenschaften des anderen zu konzentrieren. So schützen Sie sich selbst vor der Aufnahme von negativen Gefühlen und Verhaltensweisen anderer Personen.

Fragen Sie sich nun, wann Sie so etwas schon einmal erlebt haben. Spüren Sie nach, wie gut es Ihnen tat.

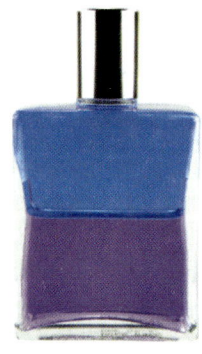

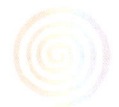

68 Blau / Violett

Quintessenz: St. Germain
Pomander: Violett

Meine Wahrheit: Ich bin stets darauf bedacht, Frieden und Freude in meinen Beziehungen zu erschaffen und zu einer offenen Kommunikation bereit zu sein. Es fällt mir auch leicht, anderen Menschen zu verzeihen. Ich weiß, dass es in einer Beziehung sehr wichtig ist, miteinander zu reden und sich gegenseitig zu vertrauen.

Wenn ich aber ehrlich bin: Es fällt mir sehr schwer, meinem Partner zu vertrauen. Dies gilt auch für berufliche Kontakte. Ich bewahre immer Abstand und verhalte mich vernünftig. Manchmal fühle ich mich, als ob ich immer nur vorsichtig sein müsste.

Kommt Ihnen dieses Verhalten bekannt vor? Erinnern Sie sich an eine Situation in den letzten drei Monaten, in der Sie sich so fühlten?

Kinesiologische Korrektur: Überkreuzbewegung

Ursache: Was könnte im Alter von fünf oder vierzehn Jahren geschehen sein, dass ich gegen eine große, mächtige Person immer wieder mit all meinen Kräften ankämpfen musste?

Falls Sie zu der Frage keine Erinnerung haben, lesen Sie das Kapitel »Die Kraft der eigenen Fantasie«.

Welcher negative Satz, der mit »Ich muss…« beginnt, fällt Ihnen zu dieser Situation ein?

Korrektur über innere Bilder: Das Innere Kind trösten

Schreiben Sie einen positiven Satz auf, der Ihnen direkt nach der Korrektur einfällt und mit »Ich bin...« beginnt.

Machen Sie nun die Übung »Liegende Acht«, und führen Sie sie drei Tage hintereinander dreimal täglich durch.

Lernbotschaft: Erkennen Sie, wie wichtig für Sie Freude, Spaß und Spiel sind und dass Sie kein trauriger und ernster Mensch sind. Versuchen Sie auch, nicht so viel zu kämpfen. Sie sollten sich stärker auf Ihre eigene innere Freude konzentrieren.

Fragen Sie sich nun, wann Sie so etwas schon einmal erlebt haben. Spüren Sie nach, wie gut es Ihnen tat.

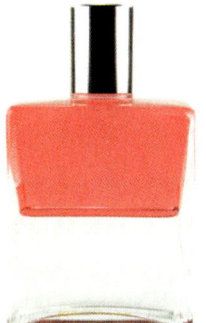 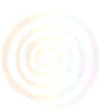

69 Magenta / Klar

Quintessenz:	Serapis Bey
Pomander:	Weiß

Meine Wahrheit: Ich habe meine Heimat in mir, sodass ich mich ohne Probleme an jedem Ort zu Hause fühle. Ich kann leicht meine gewohnte Umgebung verlassen und überall hinreisen, weil ich mich in fremden Orten gut einleben und sofort wohl fühlen kann.	**Wenn ich aber ehrlich bin:** Ich neige dazu, mir das Leben schwer zu machen. Immer finde ich etwas, das ich verändern will. Ich bin nie zufrieden. Häufig fällt mir die Decke auf den Kopf, und Kleinigkeiten in meiner Umgebung machen mich wütend. Am liebsten möchte ich weglaufen, kann aber nicht.

Kommt Ihnen dieses Verhalten bekannt vor? Erinnern Sie sich an eine Situation in den letzten drei Monaten, in der Sie sich so fühlten?

Ursache: Was könnte im Alter von sechs oder fünfzehn Jahren geschehen sein, dass es in meinem Zuhause nur Leid, Schwere und Streit gab und ich mich nicht wohl fühlte? Ich war oft müde und kraftlos.	Falls Sie zu der Frage keine Erinnerung haben, lesen Sie das Kapitel »Die Kraft der eigenen Fantasie«.

Welcher negative Satz, der mit »Ich muss…« beginnt, fällt Ihnen zu dieser Situation ein?

Korrektur über innere Bilder: Stirn-Hinterkopf-Halten

Schreiben Sie einen positiven Satz auf, der Ihnen direkt nach der Korrektur einfällt und mit »Ich bin…« beginnt.

Machen Sie nun die Übung »Liegende Acht«, und führen Sie sie drei Tage hintereinander dreimal täglich durch.

Lernbotschaft: Seien Sie öfter unterwegs. Ihr Bedürfnis nach Neuem zeigt, dass Sie andere Umgebungen kennenlernen wollen. Haben Sie den Mut, Ihre Wünsche zu verwirklichen. Gehen Sie sie an, und sammeln Sie neue Eindrücke, damit es Ihnen zu Hause wieder gut geht.

Fragen Sie sich nun, wann Sie so etwas schon einmal erlebt haben. Spüren Sie nach, wie gut es Ihnen tat.

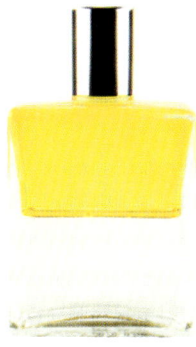

70 Gelb / Klar

Quintessenz: Serapis Bey
Pomander: Weiß

Meine Wahrheit: Ich weiß genau, was ich will, und habe mein Ziel immer gut vor Augen. Ich sehe klar und deutlich, was ich verändern und erreichen möchte. Durch diese innere Klarheit kann ich aktiv werden und mich auf Veränderungen einlassen.	**Wenn ich aber ehrlich bin:** Ich habe eine starke Sehnsucht nach mehr Leichtigkeit in meinem Leben. Ich spüre den Wunsch nach Veränderung sehr stark. Gleichzeitig empfinde ich eine große Angst, die mich sehr verunsichert. Ich finde es schwer, etwas zu verändern.

Kommt Ihnen dieses Verhalten bekannt vor? Erinnern Sie sich an eine Situation in den letzten drei Monaten, in der Sie sich so fühlten?

> Kinesiologische Korrektur: Stress im Körper abbauen

Ursache: Was könnte während der Schwangerschaft oder im Alter von sieben Jahren geschehen sein, dass ich zu verunsichert war, um etwas erfolgreich umzusetzen?	Falls Sie zu der Frage keine Erinnerung haben, lesen Sie das Kapitel »Die Kraft der eigenen Fantasie«.

Welcher negative Satz, der mit »Ich muss...« beginnt, fällt Ihnen zu dieser Situation ein?

> Korrektur über innere Bilder: Die Belastung abgeben

Schreiben Sie einen positiven Satz auf, der Ihnen direkt nach der Korrektur einfällt und mit »Ich bin...« beginnt.

Machen Sie nun die Übung »Liegende Acht«, und führen Sie sie drei Tage hintereinander dreimal täglich durch.

Lernbotschaft: Konzentrieren Sie sich auf das, was Sie in letzter Zeit Neues und Positives erlebt und gelernt haben, weil Sie einen ungewöhnlichen Weg gegangen sind. Sie wissen nun, dass Sie erfolgreich sein können. Gehen Sie diesen neuen Weg weiter, und konzentrieren Sie sich auf die neuen Erkenntnisse.

Fragen Sie sich nun, wann Sie so etwas schon einmal erlebt haben. Spüren Sie nach, wie gut es Ihnen tat.

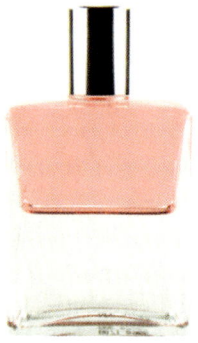

71 Rosa / Klar

Quintessenz: Serapis Bey
Pomander: Weiß

Meine Wahrheit: Ich bin ein klar strukturierter und zielgerichteter Mensch. Ich kann auf liebevolle und wahrhaftige Weise meine Meinung vertreten und meinen Standpunkt repräsentieren. Weil ich sehr umsichtig bin und meine Zuhörer wahrnehme, sind diese bereit, mir zuzuhören.	**Wenn ich aber ehrlich bin:** Ich bringe mich in Situationen, in denen ich mir selber ein Bein stelle. Man kann auch sagen, dass ich mich »um Kopf und Kragen« rede. Ich muss mich oft rechtfertigen oder erklären und schaffe es nicht, ein Gespräch zu beenden. So stehe ich häufig als Verlierer da, weil mich niemand verstanden hat und auch nicht verstehen wollte.

Kommt Ihnen dieses Verhalten bekannt vor? Erinnern Sie sich an eine Situation in den letzten drei Monaten, in der Sie sich so fühlten?

Ursache: Was könnte im Alter von acht Jahren geschehen sein, dass ich jemanden von meiner Meinung und meiner Erfahrung überzeugen wollte, er mir aber nicht glaubte oder mich als Lügner darstellte?	Falls Sie zu der Frage keine Erinnerung haben, lesen Sie das Kapitel »Die Kraft der eigenen Fantasie«.

Welcher negative Satz, der mit »Ich muss…« beginnt, fällt Ihnen zu dieser Situation ein?

Korrektur über innere Bilder: Die Situation in Farbe betrachten

Schreiben Sie einen positiven Satz auf, der Ihnen direkt nach der Korrektur einfällt und mit »Ich bin…« beginnt.

Machen Sie nun die Übung »Liegende Acht«, und führen Sie sie drei Tage hintereinander dreimal täglich durch.

Lernbotschaft: Lernen Sie, sich in Gesprächssituationen zu beobachten. Bemerken Sie, ob Ihre Gesprächspartner sich für Sie und Ihre Meinung ernsthaft interessieren. Seien Sie ehrlicher, sanfter und liebevoller zu sich selbst. Sprechen Sie in diesen Situationen private Dinge nicht an.

Fragen Sie sich nun, wann Sie so etwas schon einmal erlebt haben. Spüren Sie nach, wie gut es Ihnen tat.

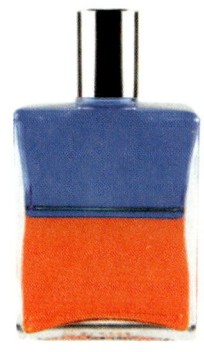

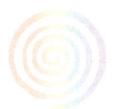

72 Blau / Orange

Quintessenz: Lao Tse und Kwan Yin oder Sanat Kumara
Pomander: Orange

Meine Wahrheit: Ich habe großes Vertrauen in meine Emotionen. Sie zeigen mir genau, wie es mir in der Gesellschaft von Bekannten oder Freunden geht. Ich beobachte mich selbst und weiß, mit wem ich es zu tun habe. Es kann sogar sein, dass ich das auslebe, was andere denken und fühlen.

Wenn ich aber ehrlich bin: In Gegenwart von Freunden, Bekannten oder Kollegen bin ich sehr gestresst. Ich zittere am ganzen Körper, bekomme feuchte Hände oder rede viel und bin übertrieben freundlich. Was ich tue oder sage, ist zu viel und zu intensiv.

Kommt Ihnen dieses Verhalten bekannt vor? Erinnern Sie sich an eine Situation in den letzten drei Monaten, in der Sie sich so fühlten?

Kinesiologische Korrektur: Transversalfluss

Ursache: Was könnte im Alter von neun Jahren geschehen sein, dass ich glaubte, mein Leben sei in Gefahr, wenn ich nicht den hohen Ansprüchen anderer gerecht werde?

Falls Sie zu der Frage keine Erinnerung haben, lesen Sie das Kapitel »Die Kraft der eigenen Fantasie«.

Welcher negative Satz, der mit »Ich muss…« beginnt, fällt Ihnen zu dieser Situation ein?

Korrektur über innere Bilder: Den Körper reinigen

Schreiben Sie einen positiven Satz auf, der Ihnen direkt nach der Korrektur einfällt und mit »Ich bin…« beginnt.

Machen Sie nun die Übung »Liegende Acht«, und führen Sie sie drei Tage hintereinander dreimal täglich durch.

Lernbotschaft: Wenn Sie im Kontakt mit anderen Menschen emotional sind, können Sie daraus lernen, dass Sie sich diesen Momenten zu stark anpassen. Nutzen Sie in diesen Momenten Ihren Humor. Sie können viel Spaß verbreiten. Konzentrieren Sie sich auf dieses Talent, es ist Ihr Lebenselixier und wichtiger als aufgesetztes Wissen oder angepasstes Verhalten.

Fragen Sie sich nun, wann Sie so etwas schon einmal erlebt haben. Spüren Sie nach, wie gut es Ihnen tat.

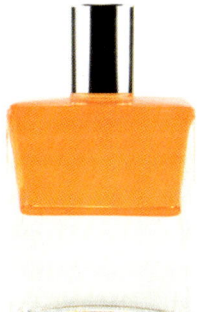 

73 Gold / Klar

Quintessenz:	Serapis Bey
Pomander:	Weiß

| Meine Wahrheit: Ich fühle mich wie neugeboren. Ich bin in der Lage, jeden Tag fröhlich anzugehen und ihn mit positiven Aktivitäten zu füllen. Ich freue mich auf neue Herausforderungen, wenn sie dem entsprechen, was ich gern tue. Aus diesem Grund fühle ich mich leicht und habe ein »goldenes Händchen«. | Wenn ich aber ehrlich bin: Ich neige dazu, mich mit negativen Gesprächen oder Gedanken immer wieder zu »vergiften«. Vielleicht trinke ich zu viel Alkohol oder vergifte meinen Körper mit anderen Mitteln, sodass ich mich häufig schlecht und hässlich fühle. |

Kommt Ihnen dieses Verhalten bekannt vor? Erinnern Sie sich an eine Situation in den letzten drei Monaten, in der Sie sich so fühlten?

Ursache: Was könnte während der Schwangerschaft oder im Alter von einem oder zehn Jahren geschehen sein, dass ich ein schlechtes Gewissen hatte, weil es mir körperlich und seelisch gut ging, während eine andere Person große Probleme hatte?	Falls Sie zu der Frage keine Erinnerung haben, lesen Sie das Kapitel »Die Kraft der eigenen Fantasie«.

Welcher negative Satz, der mit »Ich muss...« beginnt, fällt Ihnen zu dieser Situation ein?

Korrektur über innere Bilder: Verbindung mit einer Person, einem Tier oder einem Gegenstand

Schreiben Sie einen positiven Satz auf, der Ihnen direkt nach der Korrektur einfällt und mit »Ich bin...« beginnt.

Machen Sie nun die Übung »Liegende Acht«, und führen Sie sie drei Tage hintereinander dreimal täglich durch.

Lernbotschaft: Lernen Sie, andere Menschen mit Ihrem sonnigen Gemüt anzustecken, statt sich von der Negativität der Menschen überwältigen zu lassen. Wenn sich jemand in Ihrer Gegenwart beklagt, nehmen Sie dies bewusst wahr, und lenken Sie das Gespräch in eine erfreulichere Richtung. Sie können auch den Mut aufbringen, sich zu verabschieden.

Fragen Sie sich nun, wann Sie so etwas schon einmal erlebt haben. Spüren Sie nach, wie gut es Ihnen tat.

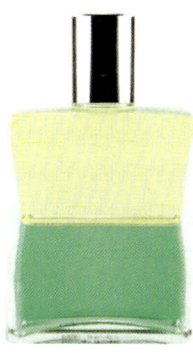

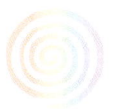

74 Hellgelb / Hellgrün

Quintessenz: Hilarion

Pomander: Smaragdgrün oder Olivgrün

Erzengel: Jophiel

Meine Wahrheit: Ich habe das Gefühl, viel erlebt und erkannt zu haben. Ich spüre, dass ich etwas loslassen muss. Ich weiß, dass auch wichtige Überzeugungen überholt sein können, und ich gleiche meine Ansichten an. Dann kann ich gut einen neuen Weg finden mit eigenen neuen Ideen.	**Wenn ich aber ehrlich bin:** Mir ist es sehr wichtig, so viel wie möglich zu wissen und zu können. Ich neige dazu, alles auf einmal oder immer etwas Neues realisieren zu wollen. Ich will mir unbedingt Respekt verschaffen. Oft kann ich meine Pläne nicht verwirklichen, weil ich von dem Weg abkomme, der mir eigentlich am Herzen liegt.

Kommt Ihnen dieses Verhalten bekannt vor? Erinnern Sie sich an eine Situation in den letzten drei Monaten, in der Sie sich so fühlten?

Kinesiologische Korrektur: Ohrenkurzschluss

Ursache: Was könnte im Alter von zwei oder elf Jahren geschehen sein, dass sich jemand von mir getrennt hat, weil er von anderen anerkannt werden wollte?	Falls Sie zu der Frage keine Erinnerung haben, lesen Sie das Kapitel »Die Kraft der eigenen Fantasie«.

Welcher negative Satz, der mit »Ich muss...« beginnt, fällt Ihnen zu dieser Situation ein?

Korrektur über innere Bilder: Trennung von einer Person, einem Tier oder einem Gegenstand

Schreiben Sie einen positiven Satz auf, der Ihnen direkt nach der Korrektur einfällt und mit »Ich bin...« beginnt.

Machen Sie nun die Übung »Liegende Acht«, und führen Sie sie drei Tage hintereinander dreimal täglich durch.

Lernbotschaft: Hinterfragen Sie sich häufiger. Überdenken Sie Ihre Überzeugungen und Verhaltensweisen. Vielleicht können Sie sie loslassen und viel leichter weiterleben.

Fragen Sie sich nun, wann Sie so etwas schon einmal erlebt haben. Spüren Sie nach, wie gut es Ihnen tat.

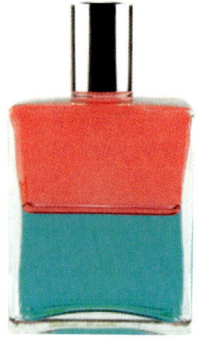 

75 Magenta / Türkis

Quintessenz: Maha Chohan
Pomander: Türkis

| Meine Wahrheit: Ich weiß genau, was mich persönlich nährt. Ich weiß, dass ich mich körperlich, seelisch und geistig gut fühle, wenn ich eine wohltuende Umgebung bewusst und detailliert wahrnehme. Ich gebe mich diesem guten Gefühl hin und erneuere so meine Reserven. | Wenn ich aber ehrlich bin: Ich neige dazu, hartnäckig an Verhaltensweisen festzuhalten, die mir nicht guttun. Ich muss mir immer etwas suchen, damit es mir besser geht. Ich belohne mich häufig durch zu viel Essen oder durch Einkaufen. |

Kommt Ihnen dieses Verhalten bekannt vor? Erinnern Sie sich an eine Situation in den letzten drei Monaten, in der Sie sich so fühlten?

Kinesiologische Korrektur: Eingeengte Schädelknochen befreien

Ursache: Was könnte im Alter von drei oder zwölf Jahren geschehen sein, dass ich emotional nicht versorgt wurde? Ich fühlte mich sehr einsam.	Falls Sie zu der Frage keine Erinnerung haben, lesen Sie das Kapitel »Die Kraft der eigenen Fantasie«.

Welcher negative Satz, der mit »Ich muss...« beginnt, fällt Ihnen zu dieser Situation ein?

Korrektur über innere Bilder: Einen Engel rufen

Schreiben Sie einen positiven Satz auf, der Ihnen direkt nach der Korrektur einfällt und mit »Ich bin...« beginnt.

Machen Sie nun die Übung »Liegende Acht«, und führen Sie sie drei Tage hintereinander dreimal täglich durch.

Lernbotschaft: Lernen Sie, sich nicht so viele Sorgen zu machen. Schauen Sie sich um, Sie werden in Ihrem Umfeld viele schöne Dinge entdecken, die Sie bewusst genießen sollten. Geben Sie sich den positiven Dingen und Menschen in Ihrer Umgebung hin. Das Positive beschützt Sie.

Fragen Sie sich nun, wann Sie so etwas schon einmal erlebt haben. Spüren Sie nach, wie gut es Ihnen tat.

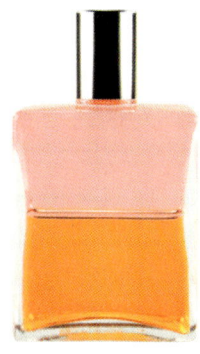

76 Hellrosa / Gold

Quintessenz: Lady Portia
Pomander: Gold

Meine Wahrheit: Ich bin und arbeite sehr selbstständig. Ich fühle mich in meinem Beruf angenommen und bin auch im Berufsleben authentisch. Beruf und Herzensbedürfnisse gehören für mich zusammen. Ich weiß auch, dass ich nur Erfolg haben kann, wenn ich mich verändere. Dazu gehört beispielsweise zu verreisen, um neue Orte und Verhaltensweisen kennenzulernen.

Wenn ich aber ehrlich bin: Ich habe manchmal Angst, mein Heim zu verlassen. Es ist mir fast unmöglich, den Ort zu wechseln oder zu verreisen. Ich neige dazu, in meinen Alltagsstrukturen zu stark verhaftet zu sein.

Kommt Ihnen dieses Verhalten bekannt vor? Erinnern Sie sich an eine Situation in den letzten drei Monaten, in der Sie sich so fühlten?

Kinesiologische Korrektur: Stress im Körper abbauen

Ursache: Was könnte im Alter von vier oder dreizehn Jahren geschehen sein, dass ich freudig irgendwo hinfuhr und dort ein starkes Heimweh hatte? Es gab keine Möglichkeit, nach Hause zu kommen.

Falls Sie zu der Frage keine Erinnerung haben, lesen Sie das Kapitel »Die Kraft der eigenen Fantasie«.

Welcher negative Satz, der mit »Ich muss…« beginnt, fällt Ihnen zu dieser Situation ein?

Korrektur über innere Bilder: Die Edelsteinhöhle

Schreiben Sie einen positiven Satz auf, der Ihnen direkt nach der Korrektur einfällt und mit »Ich bin…« beginnt.

Machen Sie nun die Übung »Liegende Acht«, und führen Sie sie drei Tage hintereinander dreimal täglich durch.

Lernbotschaft: Lernen Sie, dass Fortbildung sehr wichtig ist. Auch wenn Sie nur eine andere Umgebung kennenlernen, erleben Sie interessante Dinge, durch die Sie lernen und selbstbewusster und selbstständiger werden. Auch wenn die Reise nicht positiv verläuft, wissen Sie, wie Sie es das nächste Mal besser machen können.

Fragen Sie sich nun, wann Sie so etwas schon einmal erlebt haben. Spüren Sie nach, wie gut es Ihnen tat.

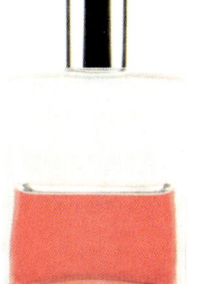 

77 Klar / Magenta

Quintessenz: Pallas Athene
Pomander: Tiefmagenta

Meine Wahrheit: Ich kann sehr gut Geborgenheit weitergeben und selber wahrnehmen. Geborgenheit ist für mich, sich auch über kleine Dinge zu freuen und sich dafür zu interessieren. Ich schätze und liebe spontane Handlungen, die Freude bringen, auch wenn sie für andere Menschen nur unwichtige Ereignisse sind.	**Wenn ich aber ehrlich bin:** Ich sehe mich selbst oder meine Arbeit als unwichtig an. Ich habe nichts Bedeutendes beizutragen, daher bin ich oft sehr lustlos und fühle mich erschöpft.

Kommt Ihnen dieses Verhalten bekannt vor? Erinnern Sie sich an eine Situation aus den letzten drei Monate, in der Sie sich so fühlten?

Kinesiologische Korrektur: Fixierung

Ursache: Was könnte im Alter von fünf oder vierzehn Jahren geschehen sein, dass ich etwas verloren habe oder mir etwas gestohlen wurde, was mir sehr viel bedeutet hat?	Falls Sie zu der Frage keine Erinnerung haben, lesen Sie das Kapitel »Die Kraft der eigenen Fantasie«.

Welcher negative Satz, der mit »Ich muss...« beginnt, fällt Ihnen zu dieser Situation ein?

Korrektur über innere Bilder: Das Innere Kind trösten

Schreiben Sie einen positiven Satz auf, der Ihnen direkt nach der Korrektur einfällt und mit »Ich bin...« beginnt.

Machen Sie nun die Übung »Liegende Acht«, und führen Sie sie drei Tage hintereinander dreimal täglich durch.

Lernbotschaft: Entdecken Sie die Dinge, die Ihnen wichtig sind, neu. Es können ganz einfache Tätigkeiten, Gegenstände oder Naturereignisse sein, die Ihnen Freude machen. Achten Sie auf Ihre spontanen Reaktionen und Ihr gutes Bauchgefühl, wenn Sie diese Veränderung bemerken.

Fragen Sie sich nun, wann Sie so etwas schon einmal erlebt haben. Spüren Sie nach, wie gut es Ihnen tat.

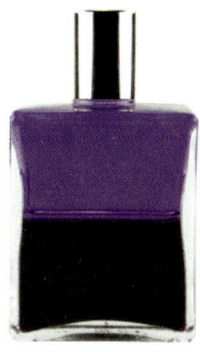

78 Violett / Tiefmagenta

Quintessenz: Pallas Athene
Pomander: Tiefmagenta

Meine Wahrheit: Ich besitze eine starke Lebensenergie, die ich spüre, wenn ich mit den Themen Tod, Scheidung oder Trennung in Berührung komme. Es ist mir wichtig, mich in solchen Situationen ganz in mich selbst zurückzuziehen, damit ich mich besser kennenlerne. Diese Arbeit an mir gibt mir enorme Kraft.

Wenn ich aber ehrlich bin: Ich bin auch am Tage sehr müde, obwohl ich gut geschlafen und nichts Anstrengendes erledigt habe. Wenn ich jemandem helfen soll, werde ich aggressiv.

Kommt Ihnen dieses Verhalten bekannt vor? Erinnern Sie sich an eine Situation in den letzten drei Monaten, in der Sie sich so fühlten?

Kinesiologische Korrektur: Fixierung

Ursache: Was könnte im Alter von sechs oder fünfzehn Jahren geschehen sein, dass ich Dinge bewältigen musste, die mich aus meinem Alltag herausgerissen haben? Ich musste meine ganze Kraft für jemanden einbringen und war total überfordert.

Falls Sie zu der Frage keine Erinnerung haben, lesen Sie das Kapitel »Die Kraft der eigenen Fantasie«.

Welcher negative Satz, der mit »Ich muss...« beginnt, fällt Ihnen zu dieser Situation ein?

Korrektur über innere Bilder: Stirn-Hinterkopf-Halten

Schreiben Sie einen positiven Satz auf, der Ihnen direkt nach der Korrektur einfällt und mit »Ich bin…« beginnt.

Machen Sie nun die Übung »Liegende Acht«, und führen Sie sie drei Tage hintereinander dreimal täglich durch.

Lernbotschaft: Lernen Sie, Nein zu sagen, wenn jemand Ihre Hilfe in Anspruch nehmen will, obwohl es die Aufgabe von anderen Menschen ist, in dieser Situation zu helfen. Sie neigen dazu, zu hilfsbereit zu sein und sich selbst zu überfordern. Nehmen Sie mehr Hilfe an, gerade auch von Ihrem Lebenspartner.

Fragen Sie sich nun, wann Sie so etwas schon einmal erlebt haben. Spüren Sie nach, wie gut es Ihnen tat.

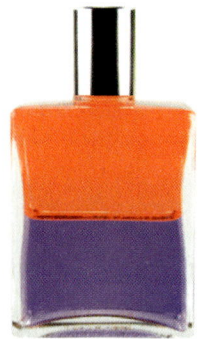

79 Orange / Violett

Quintessenz: St.Germain
Pomander: Violett

Meine Wahrheit: In der Beziehung zu mir nahestehenden Menschen oder zu meinem Partner bin ich durch meine spontane Art immer witzig und versprühe Lebensfreude. Die Partnerschaft und die Beziehung zu anderen Menschen sind so immer sehr abwechslungsreich und spannend.	**Wenn ich aber ehrlich bin:** Ich bin verzweifelt, emotional aufgewühlt und nervös, weil ich in einer Beziehung zu einem mir nahestehenden Menschen unbedingt etwas verändern will. Vielleicht fühle ich mich auch emotional zu einem anderen Menschen hingezogen.

Kommt Ihnen dieses Verhalten bekannt vor? Erinnern Sie sich an eine Situation in den letzten drei Monaten, in der Sie sich so fühlten?

Ursache: Was könnte im Alter von sieben oder sechzehn Jahren geschehen sein, dass ich mich in einer Beziehung wie ein Spielball fühlte? Eine mir nahestehende Person benutzte mich zu der eigenen Belustigung, oder ich fühlte mich in der Beziehung nicht ernst genommen.	Falls Sie zu der Frage keine Erinnerung haben, lesen Sie das Kapitel »Die Kraft der eigenen Fantasie«.

Welcher negative Satz, der mit »Ich muss...« beginnt, fällt Ihnen zu dieser Situation ein?

Korrektur über innere Bilder: Die Belastung abgeben

Schreiben Sie einen positiven Satz auf, der Ihnen direkt nach der Korrektur einfällt und mit »Ich bin...« beginnt.

Machen Sie nun die Übung »Liegende Acht«, und führen Sie sie drei Tage hintereinander dreimal täglich durch.

Lernbotschaft: Lernen Sie, dass Ihnen nahestehende Menschen Ihr Spiegel sind. Seien Sie sich bewusst, dass Sie selbst etwas in Ihrer Beziehung verändern möchten, wenn sich andere von Ihnen abwenden oder Sie emotional unter Druck setzen. Wenn Sie unbedingt etwas am Partner verändern möchten, sind Sie es selbst, der sich verändern will. Fragen Sie sich, wie Sie wieder mehr Lebensfreude und Spaß in Ihr Leben bringen können, und suchen Sie Möglichkeiten, dies zu verwirklichen – mit oder ohne Partner.

Fragen Sie sich nun, wann Sie so etwas schon einmal erlebt haben. Spüren Sie nach, wie gut es Ihnen tat.

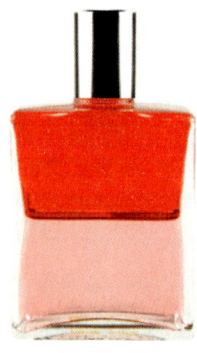

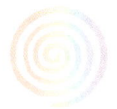

80 Rot / Rosa

Quintessenz: Lady Nada oder Orion und Angelika
Pomander: Rosa

Meine Wahrheit: Ich kann ohne Erwartungen meine Liebe zu anderen Menschen zeigen. Ich gehe mit meinen Mitmenschen sehr sanft um und akzeptiere sie. In meiner Umgebung herrscht ein harmonisches Klima.	**Wenn ich aber ehrlich bin:** Ich erwarte von anderen Menschen, dass sie mir gehorchen. Ich bin auf sie wütend, wenn sie anders reagieren, als ich es mir vorstelle.

Kommt Ihnen dieses Verhalten bekannt vor? Erinnern Sie sich an eine Situation in den letzten drei Monaten, in der Sie sich so fühlten?

Kinesiologische Korrektur: Eingeengte Schädelknochen befreien

Ursache: Was könnte während der Schwangerschaft oder im Alter von acht Jahren geschehen sein, dass ich das Gefühl hatte, in eine Falle geraten zu sein?	Falls Sie zu der Frage keine Erinnerung haben, lesen Sie das Kapitel »Die Kraft der eigenen Fantasie«.

Welcher negative Satz, der mit »Ich muss…« beginnt, fällt Ihnen zu dieser Situation ein?

Korrektur über innere Bilder: Die Situation in Farbe betrachten

Schreiben Sie einen positiven Satz auf, der Ihnen direkt nach der Korrektur einfällt und mit »Ich bin…« beginnt.

Machen Sie nun die Übung »Liegende Acht«, führen Sie sie drei Tage hintereinander dreimal täglich durch.

Lernbotschaft: Nehmen Sie Menschen und Situationen genauer wahr. Schauen Sie sich Ihre Mitmenschen bewusster an, und finden Sie heraus, was in Ihrem Umfeld geschieht. In den Augen der anderen erkennen Sie, wie sie sich fühlen, und Sie können sie besser akzeptieren.

Fragen Sie sich nun, wann Sie so etwas schon einmal erlebt haben. Spüren Sie nach, wie gut es Ihnen tat.

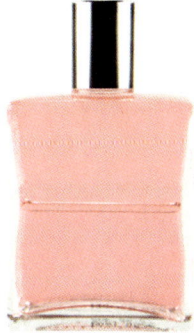 

81 Rosa / Rosa

Quintessenz:	Lady Nada oder Orion und Angelika
Pomander:	Rosa

Meine Wahrheit: Für mich ist es sehr wichtig, dass meine Freunde, Kollegen oder Verwandten mich akzeptieren. Wenn diese Menschen etwas von mir erwarten, was ich nicht möchte, sage ich dies deutlich. Ich achte genau darauf, mir selbst treu zu bleiben, sodass ich mich nur auf Arbeiten oder Aktionen einlasse, die ich selbstverantwortlich ausrühren oder regeln kann.	**Wenn ich aber ehrlich bin:** Ich neige dazu, anderen immer alles recht zu machen. Ich arbeite sehr hart oder »verbiege« mich manchmal sogar, nur damit es anderen gut geht.

Kommt Ihnen dieses Verhalten bekannt vor? Erinnern Sie sich an eine Situation in den letzten drei Monaten, in der Sie sich so fühlten?

Kinesiologische Korrektur: Augenkurzschluss

Ursache: Was könnte im Alter von neun Jahren geschehen sein, dass ich von jemandem geliebt werden wollte und dafür riskierte, mich selbst zu verletzen oder zu quälen?	Falls Sie zu der Frage keine Erinnerung haben, lesen Sie das Kapitel »Die Kraft der eigenen Fantasie«.

Welcher negative Satz, der mit »Ich muss...« beginnt, fällt Ihnen zu dieser Situation ein?

Korrektur über innere Bilder: Den Körper reinigen

Schreiben Sie einen positiven Satz auf, der Ihnen direkt nach der Korrektur einfällt und mit »Ich bin...« beginnt.

Machen Sie nun die Übung »Liegende Acht«, und führen Sie sie drei Tage hintereinander dreimal täglich durch.

Lernbotschaft: Beachten Sie, dass Sie sich selbst quälen, wenn Sie etwas auf eine Art und Weise erledigen, die nicht Ihre eigene ist. Lernen Sie, dass die Erwartungen anderer weniger wichtig sind als Ihre persönliche Überzeugung. Sie sind anderen Menschen ebenbürtig.

Fragen Sie sich nun, wann Sie so etwas schon einmal erlebt haben. Spüren Sie nach, wie gut es Ihnen tat.

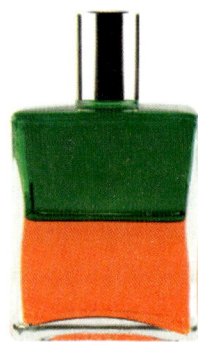

82 Grün / Orange

Quintessenz: Lao Tse und Kwan Yin oder Sanat Kumara
Pomander: Orange

Meine Wahrheit: Ich bin ein sehr glücklicher, lustiger und herzlicher Mensch. Ich spüre, was und wer mir guttut, und erfülle mir meine Wünsche, auch wenn ich dafür Risiken eingehen muss. Ich bin sehr offen und ehrlich gegenüber meinen Mitmenschen und erlebe wahrhafte Herzensbeziehungen. Andere Menschen öffnen sich gerne in meiner Gegenwart.	**Wenn ich aber ehrlich bin:** Manchmal habe ich große Probleme, wenn Menschen mir zu nahe kommen. Emotionale Gespräche machen mich unsicher. Ich kann schlecht Zuneigung ertragen oder verstricke mich in meinen Gefühlen.

Kommt Ihnen dieses Verhalten bekannt vor? Erinnern Sie sich an eine Situation in den letzten drei Monaten, in der Sie sich so fühlten?

Kinesiologische Korrektur: Stress im Körper abbauen

Ursache: Was könnte während der Schwangerschaft oder im Alter von einem oder zehn Jahren geschehen sein, dass ich von einer vertrauten Person plötzlich bedroht wurde, während ich mich spontan und fröhlich präsentierte?	Falls Sie zu der Frage keine Erinnerung haben, lesen Sie das Kapitel »Die Kraft der eigenen Fantasie«.

Welcher negative Satz, der mit »Ich muss…« beginnt, fällt Ihnen zu dieser Situation ein?

Korrektur über innere Bilder: Verbindung mit einer Person, einem Tier oder Gegenstand

Schreiben Sie einen positiven Satz auf, der Ihnen direkt nach der Korrektur einfällt und mit »Ich bin…« beginnt.

Machen Sie nun die Übung »Liegende Acht«, und führen Sie sie drei Tage hintereinander dreimal täglich durch.

> **Lernbotschaft:** Lassen Sie sich nicht in die Enge treiben von Menschen, die Ihnen nichts Gutes wollen. Sie haben ein gesundes Gespür für Wahrhaftigkeit und Ehrlichkeit. Nutzen Sie es, und lassen Sie sich nur auf Menschen ein, die genauso offen und ehrlich sind.

Fragen Sie sich nun, wann Sie so etwas schon einmal erlebt haben. Spüren Sie nach, wie gut es Ihnen tat.

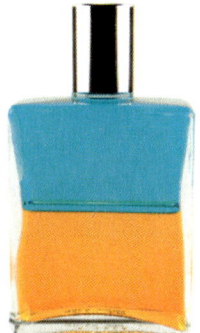 

83 Türkis / Gold

Quintessenz:	Lady Portia
Pomander:	Gold

Meine Wahrheit: Ich trage viel Weisheit in mir, die ich auf kreative und sehr ansprechende Weise den Menschen nahebringen kann. Ich kann neue Methoden oder Werke kreieren und so meine Botschaften vielen Menschen vermitteln.	**Wenn ich aber ehrlich bin:** Ich habe Angst vor dem Kontakt mit Menschen. Wenn mich jemand um Rat fragt oder anruft, werde ich sehr nervös.

Kommt Ihnen dieses Verhalten bekannt vor? Erinnern Sie sich an eine Situation in den letzten drei Monaten, in der Sie sich so fühlten?

Kinesiologische Korrektur: Transversalfluss

Ursache: Was könnte im Alter von zwei oder elf Jahren geschehen sein, dass ich das Gefühl hatte, nicht so weit entwickelt oder so schön zu sein wie andere? Ich fühlte mich von ihnen abgelehnt oder wurde ignoriert.	Falls Sie zu der Frage keine Erinnerung haben, lesen Sie das Kapitel »Die Kraft der eigenen Fantasie«.

Welcher negative Satz, der mit »Ich muss...« beginnt, fällt Ihnen zu dieser Situation ein?

Korrektur über innere Bilder: Die Bedrohung auflösen

Schreiben Sie einen positiven Satz auf, der Ihnen direkt nach der Korrektur einfällt und mit »Ich bin...« beginnt.

Machen Sie nun die Übung »Liegende Acht«, und führen Sie sie drei Tage hintereinander dreimal täglich durch.

Lernbotschaft: Fokussieren Sie sich auf Ihr Wissen und Können, anstatt auf Äußerlichkeiten zu schauen. Es ist nicht wichtig, ob Sie bei anderen Menschen gut ankommen, sondern dass Ihre Botschaften die anderen erreichen, denn Sie tragen Weisheit in sich.

Fragen Sie sich nun, wann Sie so etwas schon einmal erlebt haben. Spüren Sie nach, wie gut es Ihnen tat.

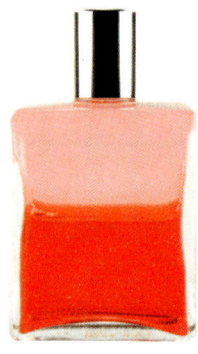
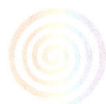

84 Rosa / Rot

Quintessenz: Der Christus
Pomander: Dunkelrot oder Rot

Meine Wahrheit: Ich habe ein klares Bewusstsein von dem Geschehen in meinem Körper. Ich weiß, dass mein Körper der Vermittler zu meinen Gefühlen ist. Sobald ich mich auf die Sprache und die Botschaften meines Körpers einstelle, spüre ich eine tiefe Liebe zu mir selbst. Mein Körper ist mein bester Freund, ich pflege mit ihm eine Herzensbeziehung.

Wenn ich aber ehrlich bin: Wenn ich krank bin oder Schmerzen habe, beginne ich zu kämpfen. Ich kann es nicht ertragen, wenn mein Körper nicht so funktioniert, wie ich es will. Je mehr ich zur Gesundung des Körpers beitrage, desto schlimmer werden die Schmerzen, und eine Krankheit löst die andere ab. Mein Körper will einfach nicht heilen.

Kommt Ihnen dieses Verhalten bekannt vor? Erinnern Sie sich an eine Situation in den letzten drei Monaten, in der Sie sich so fühlten?

Kinesiologische Korrektur: Fixierung

Ursache: Was könnte im Alter von drei oder zwölf Jahren geschehen sein, dass ich sehr krank wurde und eine mir nahestehende Person davon persönlich betroffen war?

Falls Sie zu der Frage keine Erinnerung haben, lesen Sie das Kapitel »Die Kraft der eigenen Fantasie«.

Welcher negative Satz, der mit »Ich muss…« beginnt, fällt Ihnen zu dieser Situation ein?

Korrektur über innere Bilder: Einen Engel rufen

Schreiben Sie einen positiven Satz auf, der Ihnen direkt nach der Korrektur einfällt und mit »Ich bin...« beginnt.

Machen Sie nun die Übung »Liegende Acht«, und führen Sie sie drei Tage hintereinander dreimal täglich durch.

Lernbotschaft: Lernen Sie, nicht mehr so viel zu kämpfen. Sie kämpfen ausschließlich gegen sich selbst, wenn Sie meinen, dass Sie etwas oder jemanden nicht ertragen können. Finden Sie die Gründe für Ihr Verhalten heraus. Wofür kämpfen Sie eigentlich? Wenn Sie dies wissen, braucht Ihr Körper keine Krankheitssymptome zu entwickeln, die Sie schwächen und Ihnen das Ende des Kampfes signalisieren sollen.

Fragen Sie sich nun, wann Sie so etwas schon einmal erlebt haben. Spüren Sie nach, wie gut es Ihnen tat.

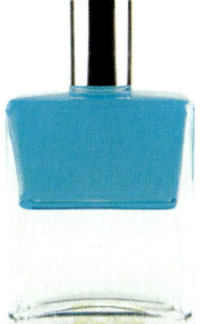 

85 Türkis / Klar

Quintessenz: Serapis Bey
Pomander: Weiß

Meine Wahrheit: Ich verhalte mich ungezwungen, offen und locker in meinen Beziehungen zu anderen Menschen. Ich offenbare meine Gefühle; so entsteht immer ein befreiendes und leichtes Klima. Auch körperlich zeige ich mich gerne so, wie ich bin.

Wenn ich aber ehrlich bin: Ich finde mich selbst hässlich und kann einfach nichts Schönes an mir entdecken. Alle Versuche, mein Äußeres positiv zu verändern, scheitern. Außerdem bin ich sehr gehemmt, z.B. wenn ich mit Freunden zum Tanzen ausgehe.

Kommt Ihnen dieses Verhalten bekannt vor? Erinnern Sie sich an eine Situation in den letzten drei Monaten, in der Sie sich so fühlten?

Ursache: Was könnte im Alter von vier oder dreizehn Jahren geschehen sein, dass es verboten oder nicht gewollt war, Spaß zu haben? Ich musste immer brav und unauffällig sein, obwohl ich mich lieber anders verhalten hätte.	Falls Sie zu der Frage keine Erinnerung haben, lesen Sie das Kapitel »Die Kraft der eigenen Fantasie«.

Welcher negative Satz, der mit »Ich muss…« beginnt, fällt Ihnen zu dieser Situation ein?

Korrektur über innere Bilder: Die Edelsteinhöhle

Schreiben Sie einen positiven Satz auf, der Ihnen direkt nach der Korrektur einfällt und mit »Ich bin…« beginnt.

Machen Sie nun die Übung »Liegende Acht«, und führen Sie sie drei Tage hintereinander dreimal täglich durch.

Lernbotschaft: Mit Ihren negativen Gefühlen zu Ihrem Aussehen beeinträchtigen Sie Ihr Leben. Gehen Sie aus, und bewegen Sie sich, sodass Sie mehr atmen »müssen«. Sobald Sie sich bewegen, wird alles ungezwungener und Äußerlichkeiten werden unwichtig. Dann stehen Sie im Mittelpunkt, und Sie nehmen sich auf eine andere Art wahr.

Fragen Sie sich nun, wann Sie so etwas schon einmal erlebt haben. Spüren Sie nach, wie gut es Ihnen tat.

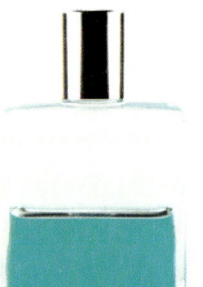

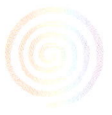

86 Klar / Türkis

Quintessenz: Maha Chohan

Pomander: Türkis

Meine Wahrheit: Ich bin ein Mensch, der gut mitfühlen kann, ohne selbst mitzuleiden. Ich bemühe mich immer, genau zuzuhören und mitzuempfinden, besonders wenn mir jemand von seinem persönlichen Leid erzählt. Ich erkenne genau, wo sich mein Gesprächspartner gedanklich und emotional befindet und warum es ihm schlecht geht. Ich nutze diese weise Fähigkeit dazu, die Person zu trösten und ihr wieder Lebensmut zu geben.	**Wenn ich aber ehrlich bin:** Wenn andere mir von ihren Problemen erzählen, fühle ich mich sehr belastet. Ich denke oder sage vielleicht sogar: »Du bist ja selbst schuld.« Am liebsten würde ich weggehen oder nicht weiter zuhören.

Kommt Ihnen dieses Verhalten bekannt vor? Erinnern Sie sich an eine Situation in den letzten drei Monaten, in der Sie sich so fühlten?

Kinesiologische Korrektur: Stress im Körper abbauen

Ursache: Was könnte im Alter von fünf oder vierzehn Jahren geschehen sein, dass ich ein Risiko eingegangen bin, weil ich etwas Schönes verwirklichen wollte? Leider funktionierte es nicht so, wie ich dachte, und ich fühlte mich noch zusätzlich bestraft.	Falls Sie zu der Frage keine Erinnerung haben, lesen Sie das Kapitel »Die Kraft der eigenen Fantasie«.

Welcher negative Satz, der mit »Ich muss…« beginnt, fällt Ihnen zu dieser Situation ein?

Korrektur über innere Bilder: Das Innere Kind trösten

Schreiben Sie einen positiven Satz auf, der Ihnen direkt nach der Korrektur einfällt und mit »Ich bin…« beginnt.

Machen Sie nun die Übung »Liegende Acht«, und führen Sie sie drei Tage hintereinander dreimal täglich durch.

Lernbotschaft: Versuchen Sie, Niederlagen oder Probleme, die Ihnen andere Menschen berichten, als Chance zu erkennen, nicht in Mitleid zu verfallen, sondern Mitgefühl zu zeigen. Beim Mitleid versuchen Sie, die Person zu belehren; beim Mitgefühl hören Sie einfach zu und sind da. So übernehmen Sie nicht mehr die Verantwortung für die fremden Probleme, die Sie dann zusätzlich belasten würden.

Fragen Sie sich nun, wann Sie so etwas schon einmal erlebt haben. Spüren Sie nach, wie gut es Ihnen tat.

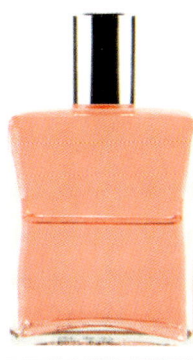

87 Korall / Korall

Quintessenz: Lao Tse und Kwan Yin oder Sanat Kumara
Pomander: Rosa oder Gold

Meine Wahrheit: Ich bin in der Lage, mir nahestehende Menschen sehr tief zu lieben. Ich kann tiefe emotionale Freude leben und zeigen, die nicht immer körperlich in der Sexualität ausgelebt werden muss. Eine sanfte einfache Berührung zwischen zwei Menschen wirkt sehr stark verbindend und reicht oft aus, die gegenseitige innige Verbindung zu fühlen.

Wenn ich aber ehrlich bin: In Beziehungen zu Menschen, die mir gefallen oder nahestehen, neige ich dazu, mich aufzudrangen. Ich habe ein starkes Bedürfnis nach Körperkontakt oder der Nähe zu diesem Menschen. Ich könnte es nicht ertragen, wenn er mich ablehnen würde.

Kommt Ihnen dieses Verhalten bekannt vor? Erinnern Sie sich an eine Situation in den letzten drei Monaten, in der Sie sich so fühlten?

Kinesiologische Korrektur: Fixierung

Ursache: Was könnte im Alter von sechs oder fünfzehn Jahren geschehen sein, dass mir eine mir nahestehende Person körperlich so nahe gekommen ist, dass es mir unangenehm war? Aus Mitgefühl zu der Person habe ich mich gezwungen, den Kontakt zuzulassen.

Falls Sie zu der Frage keine Erinnerung haben, lesen Sie das Kapitel »Die Kraft der eigenen Fantasie«.

Welcher negative Satz, der mit »Ich muss...« beginnt, fällt Ihnen zu dieser Situation ein?

Schreiben Sie einen positiven Satz auf, der Ihnen direkt nach der Korrektur einfällt und mit »Ich bin...« beginnt.

Machen Sie nun die Übung »Liegende Acht«, und führen Sie sie drei Tage hintereinander dreimal täglich durch.

Lernbotschaft: Verbinden Sie sich intensiv und regelmäßig mit der Natur. Sehen Sie das saftige Grün der Wiesen und Wälder. Versuchen Sie, die Kraft des Grüns im ganzen Körper zu spüren, zu visualisieren und zu genießen. Ihr Herz öffnet sich, wenn Sie die Natur wirklich wahrnehmen. Dieses Gefühl ist wahrhafte Liebe. Durch den Kontakt mit der Farbe Grün geben Sie versteckten Gefühlen wieder Raum und Ihre Beziehungen entfalten sich auf höheren Ebenen.

Fragen Sie sich nun, wann Sie so etwas schon einmal erlebt haben. Spüren Sie nach, wie gut es Ihnen tat.

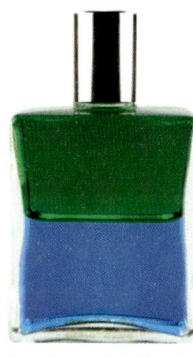

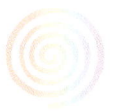

88 Grün / Blau

Quintessenz: El Morya
Pomander: Saphirblau oder Königsblau

Meine Wahrheit: Ich kann mir die Freiheit, den Raum und die Gelegenheiten schaffen, mich kreativ auszudrücken. Wenn ich mich in eine Sache einbringen muss und gefragt bin, gehe ich immer so vor, dass es entspannt und angenehm für alle Beteiligten abläuft.	Wenn ich aber ehrlich bin: Sobald ich aktiv werden muss, halte ich mich streng an bestimmte Normen und Gesetze. Ich glaube fest, dass ich eine bestimmte Umgebung bieten muss oder dass ich mich nach ganz bestimmten Vorgaben verhalten muss. So bin ich sehr eingeengt und verkrampft.

Kommt Ihnen dieses Verhalten bekannt vor? Erinnern Sie sich an eine Situation in den letzten drei Monaten, in der Sie sich so fühlten?

Kinesiologische Korrektur: Überkreuzbewegung

Ursache: Was könnte im Alter von sieben oder sechzehn Jahren geschehen sein, dass ich mich nicht auf mich und meine Arbeit konzentrieren konnte? Ich musste mich an vorgegebene, mich irritierende Äußerlichkeiten halten.	Falls Sie zu der Frage keine Erinnerung haben, lesen Sie das Kapitel »Die Kraft der eigenen Fantasie«.

Welcher negative Satz, der mit »Ich muss ...« beginnt, fällt Ihnen zu dieser Situation ein?

Korrektur über innere Bilder: Die Belastung abgeben

Schreiben Sie einen positiven Satz auf, der Ihnen direkt nach der Korrektur einfällt und mit »Ich bin ...« beginnt.

Machen Sie nun die Übung »Liegende Acht«, und führen Sie sie drei Tage hintereinander dreimal täglich durch.

Lernbotschaft: Achten Sie darauf, wie Sie sich kleiden oder welche Umgebung Sie sich erschaffen, wenn Sie Ihren Standpunkt vertreten oder arbeiten wollen. Sie fühlen sich harmonisch eingebunden, wenn Sie sich vorgegebenen Äußerlichkeiten trotzdem auf Ihre eigene Art anpassen.

Fragen Sie sich nun, wann Sie so etwas schon einmal erlebt haben. Spüren Sie nach, wie gut es Ihnen tat.

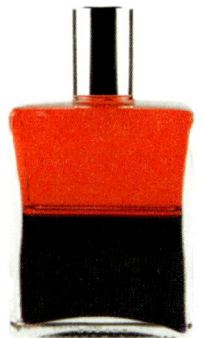
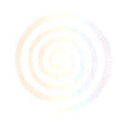

89 Rot / Tiefmagenta

Quintessenz: Pallas Athene
Pomander: Tiefmagenta

Meine Wahrheit: Ich bin ein energischer und charismatischer Mensch. Ich kann deutlich meine Grenzen zeigen, bin aber gleichzeitig anpassungsfähig, wenn es gerecht und harmonisch zugehen soll. Ich fühle mich in meinem Leben tief verwurzelt, habe also einen festen und klaren Standpunkt. Ich hinterfrage Regeln und Verbote, besonders wenn ich spüre, dass sie ungerecht sind und mein Gewissen belasten.	Wenn ich aber ehrlich bin: Manchmal möchte ich am liebsten einfach »abtauchen« und aus einer Beziehung oder aus meiner momentanen Lebenssituation »verschwinden«. Es fällt mir schwer, für mich selbst einzustehen oder anderen etwas abzuschlagen. Ich bin oft sehr erschöpft und überarbeitet.

Kommt Ihnen dieses Verhalten bekannt vor? Erinnern Sie sich an eine Situation in den letzten drei Monaten, in der Sie sich so fühlten?

Ursache: Was könnte im Alter von acht oder siebzehn Jahren geschehen sein, dass meine Kraft ausgenutzt wurde? Ich musste immer stark sein.	Falls Sie zu der Frage keine Erinnerung haben, lesen Sie das Kapitel »Die Kraft der eigenen Fantasie«.

Welcher negative Satz, der mit »Ich muss…« beginnt, fällt Ihnen zu dieser Situation ein?

Korrektur über innere Bilder: Die Situation in Farbe betrachten

Schreiben Sie einen positiven Satz auf, der Ihnen direkt nach der Korrektur einfällt und mit »Ich bin…« beginnt.

Machen Sie nun die Übung »Liegende Acht«, und führen Sie sie drei Tage hintereinander dreimal täglich durch.

Lernbotschaft: Lernen Sie, Vertrauen in Ihren Körper zu entwickeln. Sie bestehen nicht nur aus Gefühlen, sondern auch aus Fleisch und Blut. Spüren Sie, wie gut es Ihnen tut, sich Ihrem Körper hinzugeben und in Liebesbeziehungen nicht nur zu reden, sondern auch zu handeln.

Fragen Sie sich nun, wann Sie so etwas schon einmal erlebt haben. Spüren Sie nach, wie gut es Ihnen tat.

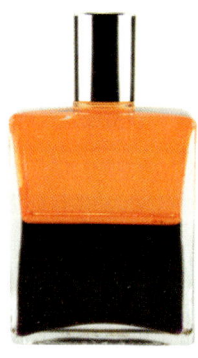

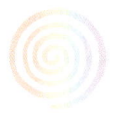

90 Gold / Tiefmagenta

Quintessenz: Pallas Athene
Pomander: Tiefmagenta

Meine Wahrheit: Ich bin ein selbstbewusster und reifer Mensch. Ich habe großes Urvertrauen in mein Wissen und meine Weisheit. Aus diesem Grund kann ich ganz natürlich und ehrlich mit Freunden, Gleichgesinnten oder Geschäftspartnern umgehen. Aus einer tiefen Ruhe und Sicherheit heraus lebe und präsentiere ich mein Können und Wissen. Ich strahle Geborgenheit und Sicherheit aus.

Wenn ich aber ehrlich bin: Im Kontakt mit Freunden, Bekannten oder geschäftlichen Partnern fühle ich mich überfordert, sodass ich häufig prahle oder lüge, damit ich auf andere Menschen gut wirke. Manchmal präsentiere ich mich aber auch schüchterner oder unwissender, als ich eigentlich bin, damit die anderen sich besser und stärker fühlen. Dieses Verhalten ist sehr anstrengend.

Kommt Ihnen dieses Verhalten bekannt vor? Erinnern Sie sich an eine Situation in den letzten drei Monaten, in der Sie sich so fühlten?

Kinesiologische Korrektur: Eingeengte Schädelknochen befreien

Ursache: Was könnte während der Schwangerschaft oder im Alter von neun Jahren geschehen sein, dass eine gute Leistung von mir nicht bewertet wurde, weil sie unwichtig war? Stattdessen standen meine Schwierigkeiten im Mittelpunkt der Betrachtung.

Falls Sie zu der Frage keine Erinnerung haben, lesen Sie das Kapitel »Die Kraft der eigenen Fantasie«.

Welcher negative Satz, der mit »Ich muss...« beginnt, fällt Ihnen zu dieser Situation ein?

Schreiben Sie einen positiven Satz auf, der Ihnen direkt nach der Korrektur einfällt und mit
»Ich bin…« beginnt.

Machen Sie nun die Übung »Liegende Acht«, und führen Sie sie drei Tage hintereinander
dreimal täglich durch.

Lernbotschaft: Lernen Sie, Ihr Wissen und Können wieder zu leben und zu zeigen. So
entwickeln sich wahrhaftige und gewinnbringende Freundschaften und Beziehungen
auch in geschäftlicher Hinsicht. Stehen Sie zu dem, was für Sie wichtig ist. Dies macht
Sie aus, und Sie kommen wieder zu Kräften.

Fragen Sie sich nun, wann Sie so etwas schon einmal erlebt haben. Spüren Sie nach, wie gut
es Ihnen tat.

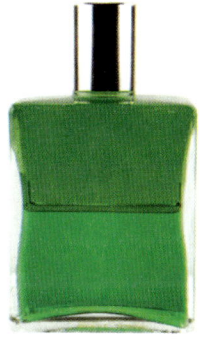
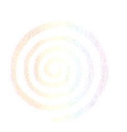

91 Olivgrün / Olivgrün

Quintessenz: Der Heilige Gral und der Solare Logos
Pomander: Olivgrün

Meine Wahrheit: Ich gebe meinen Mitmenschen sehr viel Nähe, Mitgefühl und vor allem Ehrlichkeit, sodass um mich herum ein sehr harmonisches, wohltuendes und heilendes Umfeld entsteht. Ich spüre genau, wie es meinen Mitmenschen wirklich geht. Ich durchschaue ihre Fassade.	Wenn ich aber ehrlich bin: Ich neige dazu, die Wahrheiten auszusprechen, die keiner hören will. Oft wird dies aber als Unsinn angesehen, sodass ich mich sehr schäme. Ich zweifele dann an meiner eigenen Wahrnehmung und fühle mich sehr elend.

Kommt Ihnen dieses Verhalten bekannt vor? Erinnern Sie sich an eine Situation in den letzten drei Monaten, in der Sie sich so fühlten?

Ursache: Was könnte während der Schwangerschaft oder im Alter von einem oder zehn Jahren geschehen sein, dass ich von einer vertrauten Person verleugnet wurde?	Falls Sie zu der Frage keine Erinnerung haben, lesen Sie das Kapitel »Die Kraft der eigenen Fantasie«.

Welcher negative Satz, der mit »Ich muss...« beginnt, fällt Ihnen zu dieser Situation ein?

Korrektur über innere Bilder: Verbindung mit einer Person, einem Tier oder einem Gegenstand

Schreiben Sie einen positiven Satz auf, der Ihnen direkt nach der Korrektur einfällt und mit »Ich bin...« beginnt.

Machen Sie nun die Übung »Liegende Acht«, und führen Sie sie drei Tage hintereinander dreimal täglich durch.

Lernbotschaft: Lernen Sie, dass Ihre Wahrnehmung eine starke Eigenschaft Ihrer Persönlichkeit ist. Wenn Sie die Lügen anderer durchschauen, behalten Sie Ihre Eindrücke für sich. Konzentrieren Sie sich in solchen Situationen nur auf sich selbst und auf das, was Sie tun könnten. Wenden Sie sich von diesen Personen ab. So bleiben Sie in Ihrer Wahrheit.

Fragen Sie sich nun, wann Sie so etwas schon einmal erlebt haben. Spüren Sie nach, wie gut es Ihnen tat.

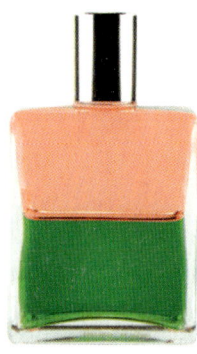
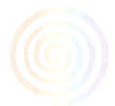

92 Korall / Olivgrün

Quintessenz:	Der Heilige Gral und der Solare Logos
Pomander:	Olivgrün

Meine Wahrheit: Ich gehe oft eigene Wege und konzentriere mich immer wieder darauf, es mir gut gehen zu lassen. Ich weiß, dass das Leben tatsächlich leicht und fröhlich sein kann und habe meine Methoden gefunden, dies auf einfache und natürliche Weise zu verwirklichen. Ich nehme wahr, was für mich richtig ist, und so kann ich frei sein.

Wenn ich aber ehrlich bin: Ich bin abhängig von dem Gefühl, von anderen anerkannt zu werden. Ich muss mich immer in eine Gruppe integrieren. Ich verhalte mich so, dass ich bei anderen sehr beliebt bin.

Kommt Ihnen dieses Verhalten bekannt vor? Erinnern Sie sich an eine Situation in den letzten drei Monaten, in der Sie sich so fühlten?

Kinesiologische Korrektur: Stress im Körper abbauen

Ursache: Was könnte im Alter von zwei oder elf Jahren geschehen sein, dass ich eine Leistung überwältigend gut vollbrachte und im Mittelpunkt stand, obwohl ich sonst nie Beachtung fand? Ich war emotional extrem aufgewühlt und fühlte mich dadurch unsicher.

Falls Sie zu der Frage keine Erinnerung haben, lesen Sie das Kapitel »Die Kraft der eigenen Fantasie«.

Welcher negative Satz, der mit »Ich muss...« beginnt, fällt Ihnen zu dieser Situation ein?

Schreiben Sie einen positiven Satz auf, der Ihnen direkt nach der Korrektur einfällt und mit »Ich bin...« beginnt.

Machen Sie nun die Übung »Liegende Acht«, und führen Sie sie drei Tage hintereinander dreimal täglich durch.

Lernbotschaft: Die ständige Beschäftigung mit sich selbst kann das Leben schwer machen. Achten Sie darauf, ob Sie immer wieder etwas an sich kritisieren oder sich auf eine andere Art mit sich selbst beschäftigen. Suchen Sie die Leichtigkeit, indem Sie sich in eine Tätigkeit vertiefen, bei der Sie sich entspannen und die Sie ohne Unterstützung durch andere ausführen können.

Fragen Sie sich nun, wann Sie so etwas schon einmal erlebt haben. Spüren Sie nach, wie gut es Ihnen tat.

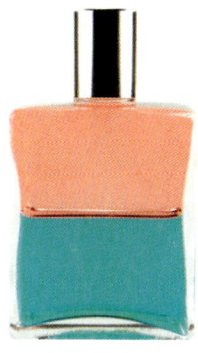

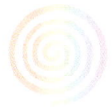

93 Korall / Türkis

Quintessenz: Maha Chohan
Pomander: Türkis

Meine Wahrheit: Ich fühle mich grundsätzlich in freudiger Liebe mit meinen Mitmenschen verbunden. Ich glaube an das Gute in ihnen und lasse mich gerne inspirieren. Ich vertraue ihnen und ihren Handlungen.

Wenn ich aber ehrlich bin: Manchmal reagiere ich geschockt auf Vorschläge von vertrauten Menschen. Ich denke, dass ich hintergangen werde oder hinter dem Vorhaben etwas Schlechtes steckt. Weil ich mit dem Vorschlag nichts anfangen kann, kommt es mir vor wie ein Angriff auf meine Seele.

Kommt Ihnen dieses Verhalten bekannt vor? Erinnern Sie sich an eine Situation in den letzten drei Monaten, in der Sie sich so fühlten?

Kinesiologische Korrektur: Transversalfluss

Ursache: Was könnte im Alter von drei oder zwölf Jahren geschehen sein, dass eine mir nahestehende Person mich unerwartet zutiefst verletzte? Mit einer derartigen Aussage hatte ich nicht gerechnet.

Falls Sie zu der Frage keine Erinnerung haben, lesen Sie das Kapitel »Die Kraft der eigenen Fantasie«.

Welcher negative Satz, der mit »Ich muss…« beginnt, fällt Ihnen zu dieser Situation ein?

Korrektur über innere Bilder: Die Körperblockade wegklopfen

Schreiben Sie einen positiven Satz auf, der Ihnen direkt nach der Korrektur einfällt und mit »Ich bin…« beginnt.

Machen Sie nun die Übung »Liegende Acht«, und führen Sie sie drei Tage hintereinander dreimal täglich durch.

Lernbotschaft: Konzentrieren Sie sich auf Ihre inneren Werte. Wenn Sie das Gute, Sanfte und Edle in sich selbst erkennen, leben Sie eine mitfühlende Freude aus und werden von anderen nicht hintergangen oder verletzt.

Fragen Sie sich nun, wann Sie so etwas schon einmal erlebt haben. Spüren Sie nach, wie gut es Ihnen tat.

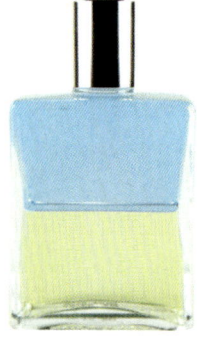 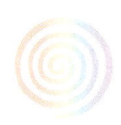

94 Hellblau / Hellgelb

Quintessenz:	Kuthumi
Pomander:	Gelb

Meine Wahrheit: Ich bin ein wahrer Erfolgsmensch. Ich weiß genau, wann ich mich entwickelt habe und einen großen Schritt weitergekommen bin. Ich vertraue so sehr auf diese tiefe klare Freude in mir, auch wenn vielleicht ein Projekt noch nicht abgeschlossen ist. Ich lasse mich nicht aus der Ruhe bringen und kann mein Glück genießen.	Wenn ich aber ehrlich bin: Wenn mir ernsthaft etwas Positives bevorsteht und es mir auch glaubwürdig angekündigt wurde, werde ich sehr misstrauisch. Sofort suche ich nach negativen Zeichen, die zeigen, dass die Sache auch eine negative Seite hat.

Kommt Ihnen dieses Verhalten bekannt vor? Erinnern Sie sich an eine Situation in den letzten drei Monaten, in der Sie sich so fühlten?

Kinesiologische Korrektur: Augenkurzschluss

Ursache: Was könnte im Alter von vier oder dreizehn Jahren geschehen sein, dass ich mich in einer hoffnungslosen Situation befand, die lange anhielt?	Falls Sie zu der Frage keine Erinnerung haben, lesen Sie das Kapitel »Die Kraft der eigenen Fantasie«.

Welcher negative Satz, der mit »Ich muss...« beginnt, fällt Ihnen zu dieser Situation ein?

Korrektur über innere Bilder: Die Edelsteinhöhle

Schreiben Sie einen positiven Satz auf, der Ihnen direkt nach der Korrektur einfällt und mit »Ich bin...« beginnt.

Machen Sie nun die Übung »Liegende Acht«, und führen Sie sie drei Tage hintereinander dreimal täglich durch.

Lernbotschaft: Konzentrieren Sie sich auf Ihre Wünsche. Sie haben Ideen, wie Sie mehr Freude und Leichtigkeit in Ihr Leben bringen können. Wagen Sie es, Ihre Ideen zu realisieren, und glauben Sie an die Kraft Ihrer Wünsche. Der Glaube an die Leichtigkeit und an Ihre Möglichkeiten hat eine enorme Macht.

Fragen Sie sich nun, wann Sie so etwas schon einmal erlebt haben. Spüren Sie nach, wie gut es Ihnen tat.

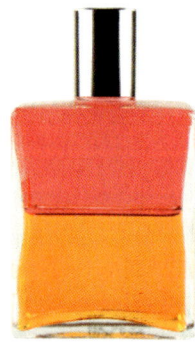

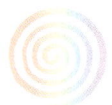

95 Magenta / Gold

Quintessenz: Lady Portia
Pomander: Gold

Meine Wahrheit: Ich strahle in meinem Umfeld Geborgenheit aus, weil ich erkenne, was zu tun ist, und liebevoll und klar mein Wissen und Können lebe. Mir ist es wichtig, mein Wissen jederzeit auszudrücken und mein Können spontan einzusetzen, wenn ich anderen damit helfen kann.	**Wenn ich aber ehrlich bin:** Manchmal kann ich es kaum ertragen, wenn sich jemand immer zurückhält und einfach nicht »in die Gänge kommt«. Es kann dann sein, dass meine Ungeduld plötzlich aus mir heraus platzt und ich regelrecht explodiere.

Kommt Ihnen dieses Verhalten bekannt vor? Erinnern Sie sich an eine Situation in den letzten drei Monaten, in der Sie sich so fühlten?

Kinesiologische Korrektur: Ohrenkurzschluss

Ursache: Was könnte im Alter von fünf oder vierzehn Jahren geschehen sein, dass es mir sehr schwer fiel, etwas zu verstehen, und andere ungeduldig wurden. Vielleicht wurden mir auch Faulheit oder schlechte Manieren vorgeworfen?	Falls Sie zu der Frage keine Erinnerung haben, lesen Sie das Kapitel »Die Kraft der eigenen Fantasie«.

Welcher negative Satz, der mit »Ich muss…« beginnt, fällt Ihnen zu dieser Situation ein?

Korrektur über innere Bilder: Das Innere Kind trösten

Schreiben Sie einen positiven Satz auf, der Ihnen direkt nach der Korrektur einfällt und mit »Ich bin…« beginnt.

Machen Sie nun die Übung »Liegende Acht«, und führen Sie sie drei Tage hintereinander dreimal täglich durch.

Lernbotschaft: Erschaffen Sie sich ein Umfeld, in dem Sie beachtet und geschätzt werden. Wenn Sie beschimpft oder verurteilt werden, ist dies ein Zeichen dafür, dass Sie sich dort nicht wohl fühlen und dort auch nicht hingehören. Wechseln Sie Ihr Umfeld. In einem idealen Umfeld sollten Sie sich geborgen fühlen und Ihr Wissen leben.

Fragen Sie sich nun, wann Sie so etwas schon einmal erlebt haben. Spüren Sie nach, wie gut es Ihnen tat.

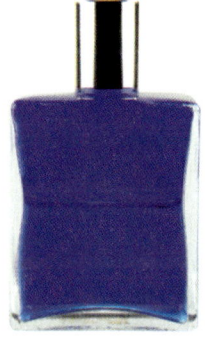 

96 Königsblau / Königsblau

Quintessenz: El Morya
Pomander: Königsblau

| Meine Wahrheit: Ich bin ein Mensch, der in partnerschaftliche und enge Beziehungen grundsätzlich tiefes Vertrauen hat. Es fällt mir leicht, alles anzusprechen und aktiv zu werden, wenn etwas nicht stimmt. Ich weiß, dass Meinungsverschiedenheiten oder unterschiedliche Interessengebiete eine Partnerschaft nicht zerstören können. | Wenn ich aber ehrlich bin: Ich fühle mich in der Beziehung zu einem vertrauten Menschen unsicher. Manchmal fühle ich großes Vertrauen und Geborgenheit, Tage später denke ich, dass mein Partner und ich zu verschieden sind und nicht zueinander passen. Ich brauche oft Abstand und denke sogar an Trennung. |

Kommt Ihnen dieses Verhalten bekannt vor? Erinnern Sie sich an eine Situation in den letzten drei Monaten, in der Sie sich so fühlten?

Kinesiologische Korrektur: Überkreuzbewegung

Ursache: Was könnte im Alter von sechs oder fünfzehn Jahren geschehen sein, dass ich einen schlimmen und intensiven Streit zwischen zwei Menschen, die mir nahestanden, mitbekommen habe?	Falls Sie zu der Frage keine Erinnerung haben, lesen Sie das Kapitel »Die Kraft der eigenen Fantasie«.

Welcher negative Satz, der mit »Ich muss…« beginnt, fällt Ihnen zu dieser Situation ein?

Korrektur über innere Bilder: Stirn-Hinterkopf-Halten

Schreiben Sie einen positiven Satz auf, der Ihnen direkt nach der Korrektur einfällt und mit »Ich bin…« beginnt.

Machen Sie nun die Übung »Liegende Acht«, und führen Sie sie drei Tage hintereinander dreimal täglich durch.

Lernbotschaft: Lernen Sie, Ihre Beziehung zu beurteilen und zu spüren, ob Sie sich grundsätzlich geborgen und beachtet fühlen und Kraft aus der Beziehung schöpfen. In diesem Fall stellen unterschiedliche Meinungen kein ernsthaftes Problem dar.

Fragen Sie sich nun, wann Sie so etwas schon einmal erlebt haben. Spüren Sie nach, wie gut es Ihnen tat.

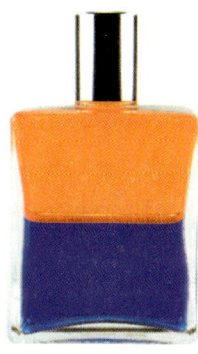

97 Gold / Königsblau

Quintessenz: El Morya
Pomander: Königsblau

Meine Wahrheit: Mein Lebensmotto ist: »Der Weg ist das Ziel.« Ich weiß, dass es nicht wichtig ist, das Resultat genau zu kennen, wenn ich ein Ziel verfolge, sondern dass der Weg wichtig ist. Er muss mir Freude bringen und mich glücklich machen. Auf ihn vertraue ich.	**Wenn ich aber ehrlich bin:** Ich setze mich stark unter Druck, damit sich meine Wünsche verwirklichen. Wenn ich etwas entdeckt habe, was ich besitzen oder realisieren möchte, muss ich es sofort umsetzen. Ich werde in solchen Situationen nervös. Es kann auch sein, dass ich mich selbst blockiere und nicht mehr weiß, was ich will.

Kommt Ihnen dieses Verhalten bekannt vor? Erinnern Sie sich an eine Situation aus den letzten drei Monate, in der Sie sich so fühlten?

Kinesiologische Korrektur: Überkreuzbewegung

Ursache: Was könnte im Alter von sieben oder sechzehn Jahren geschehen sein, dass ich eine Entscheidung gegen eine Beziehung oder einen Gegenstand getroffen habe und mir so selbst die Freude nahm?	Falls Sie zu der Frage keine Erinnerung haben, lesen Sie das Kapitel »Die Kraft der eigenen Fantasie«.

Welcher negative Satz, der mit »Ich muss...« beginnt, fällt Ihnen zu dieser Situation ein?

Korrektur über innere Bilder: Die Belastung abgeben

Schreiben Sie einen positiven Satz auf, der Ihnen direkt nach der Korrektur einfällt und mit »Ich bin…« beginnt.

Machen Sie nun die Übung »Liegende Acht«, und führen Sie sie drei Tage hintereinander dreimal täglich durch.

Lernbotschaft: Wenn Ihnen etwas viel Lebensfreude bereitet, genießen Sie es. Haben Sie tiefes Vertrauen in Glücksgefühle. Versuchen Sie, nicht so viel über die Zukunft nachzudenken. Positive Resultate ergeben sich aus der Hingabe an das, was Ihnen Freude bereitet, und nicht nur aus Plänen und der Organisation.

Fragen Sie sich nun, wann Sie so etwas schon einmal erlebt haben. Spüren Sie nach, wie gut es Ihnen tat.

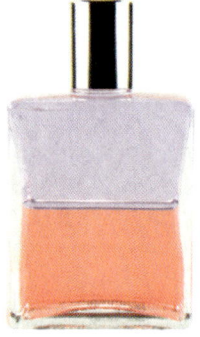

98 Blassviolett / Korall

Quintessenz:	Lao Tse und Kwan Yin oder Sanat Kumara
Pomander:	Korall

Meine Wahrheit: Ich kann meine Einstellungen überdenken, wenn meine alte Sichtweise mich eher einengt und mir freudlos erscheint. Ich erkenne sehr klar, wann meine alten Überzeugungen überholt sind, und richte meine Handlungen danach aus.	Wenn ich aber ehrlich bin: Ich bin nicht in der Lage, neue Verhaltensweisen zuzulassen. Ich tue manchmal Dinge, die nicht mehr meiner inneren Überzeugung entsprechen, und komme mir selbst fremd vor.

Kommt Ihnen dieses Verhalten bekannt vor? Erinnern Sie sich an eine Situation in den letzten drei Monaten, in der Sie sich so fühlten?

Kinesiologische Korrektur: Überkreuzbewegung

Ursache: Was könnte im Alter von acht oder siebzehn Jahren geschehen sein, dass sich jemand über mich aufregte oder sich Sorgen machte, weil ich etwas Ungewöhnliches geäußert habe?	Falls Sie zu der Frage keine Erinnerung haben, lesen Sie das Kapitel »Die Kraft der eigenen Fantasie«.

Welcher negative Satz, der mit »Ich muss...« beginnt, fällt Ihnen zu dieser Situation ein?

Korrektur über innere Bilder: Die Situation in Farbe betrachten

Schreiben Sie einen positiven Satz auf, der Ihnen direkt nach der Korrektur einfällt und mit »Ich bin...« beginnt.

Machen Sie nun die Übung »Liegende Acht«, und führen Sie sie drei Tage hintereinander dreimal täglich durch.

Lernbotschaft: Erlauben Sie sich, mit Ihren Gedanken zu spielen. Es gibt unendlich viele Sichtweisen und Möglichkeiten, das Leben freudig zu gestalten. Machen Sie sich unabhängig von festgefahrenen Meinungen vertrauter Menschen. Lassen Sie sich Ihre Freude und Ihre Einstellungen nicht verbieten.

Fragen Sie sich nun, wann Sie so etwas schon einmal erlebt haben. Spüren Sie nach, wie gut es Ihnen tat.

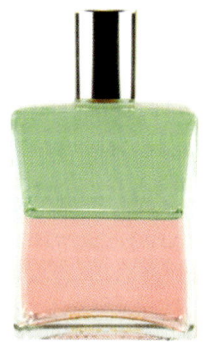

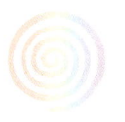

99 Blassolivgrün / Pink

Quintessenz: Lady Nada oder Orion und Angelika
Pomander: Pink

Meine Wahrheit: Ich bin ein freier, fröhlicher und verspielter Mensch. Ich kann in gemeinsame Projekte Freude einbringen. Ich habe eine sehr feine Wahrnehmung dafür, was einer Gruppe oder meinen Mitmenschen guttut. Ich übernehme gerne die Verantwortung und gebe Anregungen dafür, wie es allen besser gehen kann.

Wenn ich aber ehrlich bin: Ich bin manchmal träge, faul und gefühlskalt. Alles ist mir egal. Ich kann manchmal keinen Spaß verstehen, besonderes wenn sich jemand aufspielt, und liebevoll oder witzig ist.

Kommt Ihnen dieses Verhalten bekannt vor? Erinnern Sie sich an eine Situation in den letzten drei Monaten, in der Sie sich so fühlten?

Kinesiologische Korrektur: Stress im Körper abbauen

Ursache: Was könnte im Alter von neun oder achtzehn Jahren geschehen sein, dass ich gern eine unangenehme und bedrückende Situation verbessern wollte, mich aber dem Verhalten der anderen anpasste?

Falls Sie zu der Frage keine Erinnerung haben, lesen Sie das Kapitel »Die Kraft der eigenen Fantasie«.

Welcher negative Satz, der mit »Ich muss …« beginnt, fällt Ihnen zu dieser Situation ein?

Korrektur über innere Bilder: Den Körper reinigen

Schreiben Sie einen positiven Satz auf, der Ihnen direkt nach der Korrektur einfällt und mit »Ich bin …« beginnt.

Machen Sie nun die Übung »Liegende Acht«, und führen Sie sie drei Tage hintereinander dreimal täglich durch.

Lernbotschaft: Fragen Sie sich, was Ihre Lebensqualität oder die Qualität Ihrer Tätigkeit im Berufsleben verbessern könnte. Lassen Sie mehr Wohlbefinden und Gefühle in Ihrer Arbeit zu, und leben Sie sie aus. So erhalten Sie, was Ihr Herz begehrt.

Fragen Sie sich nun, wann Sie so etwas schon einmal erlebt haben. Spüren Sie nach, wie gut es Ihnen tat.

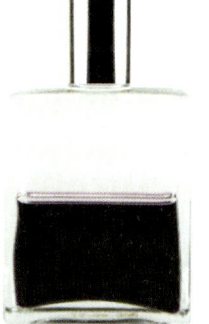

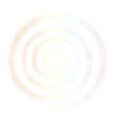

100 Klar / Tiefmagenta

Quintessenz:	Pallas Athene
Pomander:	Tiefmagenta

Meine Wahrheit: Ich fühle mich in meinem Leben angenommen, immer geführt und begleitet. Die inneren Bilder und spontanen Gedanken, die ich erhalte, wenn ich zur Ruhe komme, sind meine persönlichen Botschaften. Ich vertraue und folge ihnen, sodass sich manchmal Dinge manifestieren, die ich für unmöglich hielt. Ich habe blindes Vertrauen in meine Eingebungen.	**Wenn ich aber ehrlich bin:** Ich bin manchmal deprimiert, verzweifelt und hoffnungslos. Obwohl ich mich sehr bemühe, meine unbefriedigende Situation zu verändern, will sich einfach nichts Positives zeigen. Ich sehe überall nur Leid. Manchmal bin ich auch hyperaktiv, weil ich dann unbedingt etwas tun und verändern will.

Kommt Ihnen dieses Verhalten bekannt vor? Erinnern Sie sich an eine Situation in den letzten drei Monaten, in der Sie sich so fühlten?

Ursache: Was könnte während der Schwangerschaft oder im Alter von einem oder zehn Jahren geschehen sein, dass ich von Negativität, Trauer und extremem Leid überwältigt wurde?	Falls Sie zu der Frage keine Erinnerung haben, lesen Sie das Kapitel »Die Kraft der eigenen Fantasie«.

Welcher negative Satz, der mit »Ich muss ...« beginnt, fällt Ihnen zu dieser Situation ein?

Korrektur über innere Bilder: Das Bild rahmen und es verändern

Schreiben Sie einen positiven Satz auf, der Ihnen direkt nach der Korrektur einfällt und mit »Ich bin ...« beginnt.

Machen Sie nun die Übung »Liegende Acht«, und führen Sie sie drei Tage hintereinander dreimal täglich durch.

Lernbotschaft: Befreien Sie sich von Ihrem Schwarz-Weiß-Denken. Versuchen Sie im Alltag die kleinen, oft unscheinbaren Dinge zu erkennen, die eine Botschaft sein können. Sie lösen in Ihnen ein klares und tiefes Sicherheitsgefühl aus. Spüren Sie dem nach, und glauben Sie daran, dass das Unmögliche geschehen kann!

Fragen Sie sich nun, wann Sie so etwas schon einmal erlebt haben. Spüren Sie nach, wie gut es Ihnen tat.

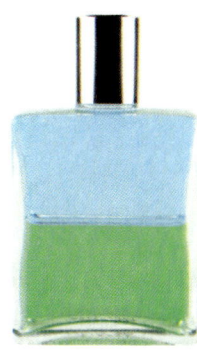

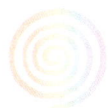

101 Hellblau / Helloliv

Quintessenz:	Heiliger Gral und Solare Logos
Pomander:	Olivgrün

Meine Wahrheit: Im Kontakt mit anderen Menschen kann ich meine Absichten gut verfolgen. Ich habe ein klares Gefühl dafür, was ich bewirken und vermitteln möchte, und kann dies auf einfühlsame Weise auch präsentieren. Die Menschen hören mir gern zu und können meinen Ausführungen gut folgen.

Wenn ich aber ehrlich bin: Ich lasse mich leicht von anderen Menschen ablenken und »verliere« mich in ihnen. Wenn mir jemand etwas von sich oder von seinen Problemen erzählt, bin ich wie weggetreten. Ich kann nicht mehr klar denken und bin stark beeinflussbar.

Kommt Ihnen dieses Verhalten bekannt vor? Erinnern Sie sich an eine Situation in den letzten drei Monaten, in der Sie sich so fühlten?

Kinesiologische Korrektur: Eingeengte Schädelknochen befreien

Ursache: Was könnte im Alter von zwei Jahren geschehen sein, dass man mich in meinem kreativen Ausdruck unterbrach? Ich konnte das, was ich begann und was mir sehr am Herzen lag, nicht beenden.

Falls Sie zu der Frage keine Erinnerung haben, lesen Sie das Kapitel »Die Kraft der eigenen Fantasie«.

Welcher negative Satz, der mit »Ich muss...« beginnt, fällt Ihnen zu dieser Situation ein?

Korrektur über innere Bilder: Trennung von einer Person, einem Tier oder einem Gegenstand

Schreiben Sie einen positiven Satz auf, der Ihnen direkt nach der Korrektur einfällt und mit
»Ich bin…« beginnt.

Machen Sie nun die Übung »Liegende Acht«, und führen Sie sie drei Tage hintereinander dreimal täglich durch.

Lernbotschaft: Denken Sie daran, dass Sie Ihre Kraft verlieren, wenn Sie immer nur anderen Menschen zuhören. Sie dürfen auch über sich reden. Erzählen Sie anderen Menschen mehr von sich. Nutzen Sie Ihre Stimme, singen oder reden Sie mit sich selbst, wenn Ihnen niemand zuhört. Es ist wichtig, dass Sie zu Ihrer Stimme Kontakt halten, denn Sie haben etwas zu sagen!

Fragen Sie sich nun, wann Sie so etwas schon einmal erlebt haben. Spüren Sie nach, wie gut
es Ihnen tat.

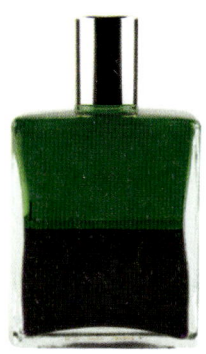

102 Tiefoliv / Tiefmagenta

Quintessenz: Pallas Athene
Pomander: Tiefmagenta

Meine Wahrheit: Ich kann »mit dem Herzen hören«. Wenn ich im Gespräch mit anderen Menschen bin, spüre ich, was sie sagen wollen, aber es nicht tun. Ich nutze diese Fähigkeit, indem ich ihnen die Fragen dazu stelle. So entsteht eine sehr tiefe, harmonische und wahrhafte Beziehung. Diese Gespräche wirken sogar heilend, weil die wahren Gefühle ausgesprochen werden.

Wenn ich aber ehrlich bin: Ich fühle mich wie in einem Sumpf. Ich versuche, kommunikativ und kontaktfreudig zu sein. Doch je mehr ich mich bemühe, desto schwieriger wird die Kommunikation. Niemand redet mit mir, oder ich selbst bin stumm.

Kommt Ihnen dieses Verhalten bekannt vor? Erinnern Sie sich an eine Situation in den letzten drei Monaten, in der Sie sich so fühlten?

Kinesiologische Korrektur: Ohrenkurzschluss

Ursache: Was könnte im Alter von drei Jahren geschehen sein, dass eine vertraute Person mit mir schimpfte oder gar nicht mit mir sprach? Diese Person konnte keine liebevolle oder erheiternde Kommunikation eingehen.

Falls Sie zu der Frage keine Erinnerung haben, lesen Sie das Kapitel »Die Kraft der eigenen Fantasie«.

Welcher negative Satz, der mit »Ich muss…« beginnt, fällt Ihnen zu dieser Situation ein?

Korrektur über innere Bilder: Einen Engel rufen

Schreiben Sie einen positiven Satz auf, der Ihnen direkt nach der Korrektur einfällt und mit »Ich bin...« beginnt.

Machen Sie nun die Übung »Liegende Acht«, und führen Sie sie drei Tage hintereinander dreimal täglich durch.

Lernbotschaft: Lassen Sie sich von anderen Menschen nicht in ein schlechtes Gefühl hineintreiben, wenn sie negativ auf Ihre Fragen reagieren. Konzentrieren Sie sich in solchen Situationen auf Ihre Fähigkeit, die Informationen hinter den Worten zu hören. Vielleicht fallen Ihnen weitere Fragen ein.

Fragen Sie sich nun, wann Sie so etwas schon einmal erlebt haben. Spüren Sie nach, wie gut es Ihnen tat.

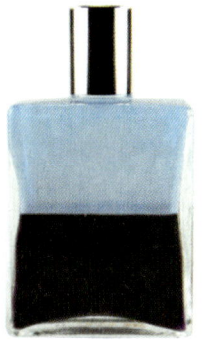 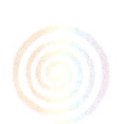

103 Opalschimmerndes Hellblau / Tiefmagenta

Quintessenz: Pallas Athene

Pomander: Tiefmagenta

| Meine Wahrheit: Ich besitze eine gefestigte, optimistische Grundstimmung und habe verinnerlicht, dass ich ein Erfolgsmensch bin. Ich weiß, dass Erfolg nicht nur aus glücklichen Zufällen, sondern aus meinem Glauben heraus entsteht. Glaube beruht auf positiven Erfahrungen und ist auch ein Wissen, in das ich vertrauen kann. Mein gefestigter Glaube lässt mich tatsächlich Berge versetzen. | Wenn ich aber ehrlich bin: Ich weiß oft nicht, was und wem ich glauben soll. Ich mag es nicht, wenn andere Menschen optimistischer sind als ich. Ich unterstelle ihnen sogar manchmal, dass sie mich betrügen wollen. Besonders skeptisch werde ich, wenn sie von ihren Erfolgen berichten. |

Kommt Ihnen dieses Verhalten bekannt vor? Erinnern Sie sich an eine Situation in den letzten drei Monaten, in der Sie sich so fühlten?

Ursache: Was könnte im Alter von vier Jahren geschehen sein, dass eine vertraute Person meine Gutgläubigkeit ausnutzte und ich eine große Enttäuschung erlebte?	Falls Sie zu der Frage keine Erinnerung haben, lesen Sie das Kapitel »Die Kraft der eigenen Fantasie«.

Welcher negative Satz, der mit »Ich muss…« beginnt, fällt Ihnen zu dieser Situation ein?

Schreiben Sie einen positiven Satz auf, der Ihnen direkt nach der Korrektur einfällt und mit »Ich bin…« beginnt.

Machen Sie nun die Übung »Liegende Acht«, und führen Sie sie drei Tage hintereinander dreimal täglich durch.

Lernbotschaft: Lernen Sie, Vertrauensbrüche nicht nur negativ zu sehen. Vertrauensbrüche dienen dazu, Sie darauf aufmerksam zu machen, dass Sie Ihren eigenen Glauben entdecken sollen. Seien Sie bereit, in sich hineinzufühlen. Finden Sie heraus, was Ihnen Freude macht. Schlagen Sie diesen Weg ein, und machen Sie bewusst positive Erfahrungen. So verfestigt sich Ihr Glaube zu einem starken Fundament für Ihr Leben.

Fragen Sie sich nun, wann Sie so etwas schon einmal erlebt haben. Spüren Sie nach, wie gut es Ihnen tat.

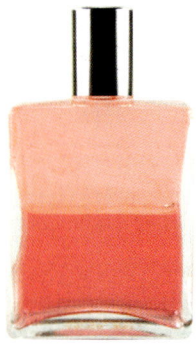

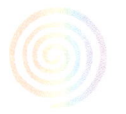

104 Irisierendes Rosa / Magenta

Quintessenz: Pallas Athene

Pomander: Tiefmagenta

Meine Wahrheit: Ich kann Liebe in allen Facetten und Farben leben. Durch meine Spontaneität und Verspieltheit zeige ich Liebe pur. Ich fühle mich sehr geborgen, wenn ich spontan meine Liebe äußern kann. Gleichzeitig liebe ich auch die Spontaneität meiner Mitmenschen und respektiere ihre Art, Liebe zu zeigen.	**Wenn ich aber ehrlich bin:** Es fällt mir schwer, spontan Freude oder Liebe zu zeigen. Ich finde dieses Thema oft peinlich und sehr unangenehm.

Kommt Ihnen dieses Verhalten bekannt vor? Erinnern Sie sich an eine Situation in den letzten drei Monaten, in der Sie sich so fühlten?

Kinesiologische Korrektur: Augenkurzschluss

Ursache: Was könnte im Alter von fünf Jahren geschehen sein, dass eine vertraute Person, bei der ich mich geborgen und geliebt fühlte, sich plötzlich in ihrer Freude sehr unangenehm verhielt? Ich war geschockt von ihrem spontanen und unkontrollierten Verhalten.	Falls Sie zu der Frage keine Erinnerung haben, lesen Sie das Kapitel »Die Kraft der eigenen Fantasie«.

Welcher negative Satz, der mit »Ich muss...« beginnt, fällt Ihnen zu dieser Situation ein?

Korrektur über innere Bilder: Das innere Kind trösten

Schreiben Sie einen positiven Satz auf, der Ihnen direkt nach der Korrektur einfällt und mit »Ich bin…« beginnt.

Machen Sie nun die Übung »Liegende Acht«, und führen Sie sie drei Tage hintereinander dreimal täglich durch.

Lernbotschaft: Sie sind nicht für das Verhalten anderer, auch nicht das Ihnen nahestehender Menschen verantwortlich. Wenn Ihnen ein Verhalten unangenehm ist, seien Sie ein neutraler Beobachter. Versuchen Sie, nicht so viel zu bewerten. Wenn Ihnen diese Verhaltensweisen, die auch Sie haben, später unangenehm sind, machen Sie sich bewusst, dass spontanes Verhalten natürlich ist.

Fragen Sie sich nun, wann Sie so etwas schon einmal erlebt haben. Spüren Sie nach, wie gut es Ihnen tat.

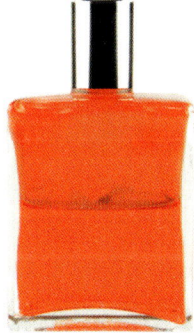 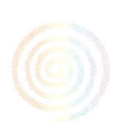

105 Irisierendes Korall / Korall

Quintessenz: Lao Tse und Kwan Yin oder Sanat Kumara
Pomander: Korall

Meine Wahrheit: Ich habe ein starkes Durchhaltevermögen und kann Projekte verwirklichen. Ich verfolge sie, bis es zum tatsächlichen, materiellen Erfolg kommt. Mir ist es wichtig, dass mir das Projekt viel Freude bereitet. Meine Emotionen sind mein Feuer, das mir Kraft gibt.	**Wenn ich aber ehrlich bin:** Ich kann manchmal meine Arbeit nicht unterbrechen, und ich bemerke nicht, dass ich längst erschöpft bin. Ich bin abhängig von meiner Arbeit, besonders wenn sie mir Spaß macht. Wenn mich jemand dabei unterbricht, werde ich aggressiv.

Kommt Ihnen dieses Verhalten bekannt vor? Erinnern Sie sich an eine Situation in den letzten drei Monaten, in der Sie sich so fühlten?

Kinesiologische Korrektur: Augenkurzschluss

Ursache: Was könnte im Alter von sechs Jahren geschehen sein, dass ich das Gefühl hatte, mich im Kreis zu drehen und keine Fortschritte zu machen?	Falls Sie zu der Frage keine Erinnerung haben, lesen Sie das Kapitel »Die Kraft der eigenen Fantasie«.

Welcher negative Satz, der mit »Ich muss…« beginnt, fällt Ihnen zu dieser Situation ein?

Korrektur über innere Bilder: Den Körper reinigen

Schreiben Sie einen positiven Satz auf, der Ihnen direkt nach der Korrektur einfällt und mit »Ich bin…« beginnt.

Machen Sie nun die Übung »Liegende Acht«, und führen Sie sie drei Tage hintereinander dreimal täglich durch.

Lernbotschaft: Bringen Sie Ihre Weisheit in die Aktivitäten und Projekte, die Ihnen besonders viel Freude bereiten. Sie haben viel mehr geleistet, als Sie denken. Weise ist es, etwas einige Zeit »reifen« zu lassen. Leben Sie Ihre Emotionen einmal anders aus. Haben Sie den Mut, sich innerhalb Ihres Projektes zurückzuziehen, so kommen Sie schneller voran.

Fragen Sie sich nun, wann Sie so etwas schon einmal erlebt haben. Spüren Sie nach, wie gut es Ihnen tat.

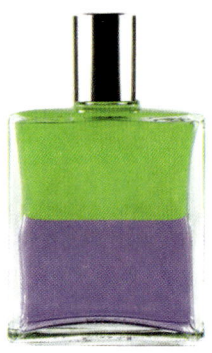
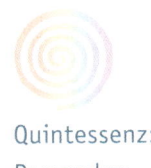

106 Opakes Hellolivgrün / Opakes Flieder

Quintessenz: St. Germain oder Lady Nada
Pomander: Violett oder Pink

Meine Wahrheit: Ich fühle mich genährt von der spirituellen Liebe. Ich erkenne wahre Gefühle. Wie eine Mutter ihr Kind bedingungslos liebt und nährt, so gehe ich mit meinen Mitmenschen um. Meine Beziehungen und Partnerschaften sind daher stets ehrlich und stabil.	**Wenn ich aber ehrlich bin:** Ich bin sehr betrübt und fühle mich manchmal wie benebelt. Ich kann keinen Zugang zu Menschen finden, die behaupten, dass es wahre Liebe gibt. Sie sind für mich Heuchler und machen sich etwas vor. Ich muss mich von ihnen fernhalten. Ich denke nur noch an mich und achte darauf, dass ich auf meine Kosten komme.

Kommt Ihnen dieses Verhalten bekannt vor? Erinnern Sie sich an eine Situation in den letzten drei Monaten, in der Sie sich so fühlten?

Kinesiologische Korrektur: Eingeengte Schädelknochen befreien

Ursache: Was könnte im Alter von sieben Jahren geschehen sein, dass mich jemand, von dem ich mich geliebt und angenommen fühlte, verraten, betrogen oder verlassen hat? Ich habe körperlich und seelisch sehr gelitten.	Falls Sie zu der Frage keine Erinnerung haben, lesen Sie das Kapitel »Die Kraft der eigenen Fantasie«.

Welcher negative Satz, der mit »Ich muss...« beginnt, fällt Ihnen zu dieser Situation ein?

Schreiben Sie einen positiven Satz auf, der Ihnen direkt nach der Korrektur einfällt und mit »Ich bin...« beginnt.

Machen Sie nun die Übung »Liegende Acht«, und führen Sie sie drei Tage hintereinander dreimal täglich durch.

Lernbotschaft: Lernen Sie, »hinter die Kulissen« zu schauen. Entdecken Sie Ihre ganz persönliche Spiritualität, und beginnen Sie, an das Gute und das Wahrhaftige in den Menschen zu glauben.

Fragen Sie sich nun, wann Sie so etwas schon einmal erlebt haben. Spüren Sie nach, wie gut es Ihnen tat.

Themenvorschläge für Selbstbehandlungen

Partnerschaft, Liebe und Beziehungen

Partnerschaftsprobleme sind häufig Auslöser von emotionalem Stress. Es geht dabei fast immer um Herzenswünsche, und Fragen wie »Warum finde ich keinen Partner?« oder »Wieso gehen meine Beziehungen immer in die Brüche?« beunruhigen uns. Doch dieser emotionale Stress lässt sich ausbalancieren.

Die Farben zeigen uns auch für diese spezielle Belastung das negative Gedankenmuster, das uns daran hindert, den Richtigen oder die Richtige zu finden. Wenn wir das Gedankenmuster durch die Selbstbehandlung verändern, öffnen wir uns für eine harmonische Partnerschaft.

Es lässt sich nichts erzwingen, aber mit Geduld und Hingabe werden sich neue Wege zeigen – und das vielleicht schneller, als Sie glauben. Beobachten Sie sich nach den Behandlungen, und bearbeiten Sie auch neu auftauchende Verhaltensweisen. Wichtig ist, dass Sie immer Ihr Ziel und Ihren Herzenswunsch im Auge behalten.

Für die Selbstbehandlung schaffen Sie sich eine gemütliche Atmosphäre mit Kerzenlicht und schöner Musik, betrachten alle Equilibrium-Flaschen und formulieren Ihre Frage beispielsweise:

»Ich finde keinen passenden Partner, wünsche ihn mir aber sehnlichst. Welche Aura-Soma Flasche hilft mir?«

»Ich kann nicht flirten. Jedes Mal wenn mich ein Mann anschaut, schaue ich zwanghaft weg. Dabei wünsche ich mir von Herzen einen passenden Partner. Welche Aura-Soma Flasche hilft mir?«

»Ich habe keine Lust, etwas zu unternehmen. Doch so kann ich auch niemanden kennenlernen. In letzter Zeit macht mir nichts Freude. Ich wünsche mir von Herzen einen passenden Partner. Welche Aura-Soma Flasche hilft mir?«

»Ich fühle mich alt und hässlich. Ich kann mir nicht mehr vorstellen, dass mich jemand attraktiv findet. Ich wünsche mir von Herzen einen passenden Partner. Welche Aura-Soma Flasche hilft mir?«

Nach der ersten Selbstbehandlung an Ihrem Herzenswunsch können andere Themen auftauchen. Wenn Sie sich auf diese Prozesse einlassen, indem Sie auch zu diesen Themen die Farben befragen und an sich arbeiten, werden Sie Ihrem Ziel näherkommen.

Eine feste Partnerschaft kann oft eine enorme Herausforderung für uns darstellen. Unser Partner ist dabei unser bester Spiegel. Die Schwierigkeiten in einer festen Partnerschaft basieren häufig auf festgefahrenen Denkmustern beider Partner. Wenn uns also das Verhalten des Partners ärgert, weil es uns einander entfremdet und stark belastet, müssen wir uns zunächst fragen, was wir selbst denken und fühlen. Oft tragen wir ein ähnliches Gedankenmuster in uns, denn sonst könnten wir das Verhalten des Partners gelassen sehen.

Beim Thema Fremdgehen müssen wir besonders offen und ehrlich zu uns selbst sein. Es geht nicht darum, Schuldzuweisungen auszusprechen, sondern darum, die Wahrheit zu erkennen. Wenn wir betrogen werden, haben wir meistens ein eigenes, lange existierendes Bedürfnis übersehen. Oft sind es Emotionen, die auszuleben wir uns nicht trauen und dir wir deshalb verdrängen. Unser Partner präsentiert sie uns durch den Betrug. Diese Bedürfnisse können beispielsweise sein, dass wir mehr Freude im Leben haben, vielleicht öfter reisen oder endlich eine selbstständige Tätigkeit ausüben wollen. Im tiefsten Inneren wünschen wir uns alle Lebensfreude. Engen wir uns selbst zu sehr ein, so übertragen wir dies auch auf unseren Partner.

Die ausgewählten Farben zeigen uns bei Partnerschaftsproblemen, welcher negative Gedankengang uns von der Realisierung unserer Bedürfnisse abhält. Unsere Bedürfnisse sind unsere »Wahrheit« und unser Lebensfeuer.

Es hat sich bewährt, die Partner an das erste Kennenlernen zu erinnern. Wie war der erste Eindruck vom anderen? Aus welchem Grund haben beide Partner die Beziehung begonnen? Manchmal ist es aufschlussreich für die Selbstbehandlung, zu erkennen, wie wir diese Ereignisse wahrgenommen haben. Eine Frau erkennt z. B., dass ihr erster Eindruck von dem späteren Partner war, dem Mann helfen zu müssen. Eine andere Frau fühlte sich vielleicht in der Gegenwart des Partners finanziell abgesichert und versorgt. Oder ein Paar findet sich in sehr jungen Jahren, weil beide schnell aus ihren Elternhäusern ausziehen wollen.

Hinter Partnerschaftsproblemen stecken oft ganz andere Themen als das Fehlen von Sympathie oder Liebe. Manche Frauen wollen stärker sein als ihre Männer. Andere Partner wollen das eigene Helfersyndrom ausleben. Wieder andere glauben, sich nicht selbst versorgen zu können. Von einem bestimmten Zeitpunkt an können die Partner ihre alten Muster nicht mehr ausleben. Sie glauben dann, dass sie einander nicht mehr lieben. In dieser Phase gehen viele Beziehungen in die Brüche, obwohl es Auswege aus dieser Situation gibt. Wir können z. B. unsere alten Muster ablegen. Partnerschaftliche Probleme sind also grundsätzlich auch eine große Chance, eigene Lebenseinstellungen zu entdecken und zu bearbeiten. Wenn beide Partner diese Themen an sich bearbeiten, besteht die Möglichkeit, die Beziehung neu zu betrachten.

Zur Bearbeitung dieser Muster schaffen Sie sich eine gemütliche Atmosphäre mit Kerzenlicht und schöner Musik, betrachten alle Equilibrium-Flaschen und formulieren Ihre Frage wie folgt:

»Ich neige dazu, zu sehr auf andere Autoritäten zu hören. Welche Aura-Soma Flasche hilft mir?

»Ich muss meinem Mann seelisch helfen, er braucht mich. Welche Aura-Soma Flasche hilft mir?«

»Ich brauche meinen Mann, der das Geld verdient. Welche Aura-Soma Flasche hilft mir?«

»Ich muss immer sehr liebevoll mit meinem Partner umgehen und mich unter Kontrolle halten. Wir dürfen auf gar keinen Fall streiten. Welche Aura-Soma Flasche hilft mir?«

»Ich wurde betrogen und bin extrem verletzt. Welche Aura-Soma Flasche hilft mir?«

»Ich habe keine sexuelle Lust mehr auf meinen Partner. Welche Aura-Soma Flasche hilft mir?«

»Meinem Partner gefällt meine Figur nicht. Welche Aura-Soma Flasche hilft mir?«

»Ich bin sehr eifersüchtig. Das belastet unsere Beziehung sehr. Welche Aura-Soma Flasche hilft mir?«

»Ich werde immer sehr nervös, sobald mein Partner von der Arbeit nach Hause kommt. Welche Aura-Soma Flasche hilft mir?«

»Ich kann das laute Lachen meines Partners nicht ertragen. Welche Aura-Soma Flasche hilft mir?«

Sie erkennen, dass es viele individuelle Themen gibt, die neue Anreize zur Selbstbehandlung geben und so eine Partnerschaft klären können.

Schwierigkeiten mit dem Kind

Die schulischen Probleme vieler Kinder, ob Schulstress oder Prüfungsangst, sind auf bestimmte Muster reduzierbar. Die Eltern sind ratlos und verzweifelt. Meine jahrelange praktische Erfahrung zeigt, dass die Arbeit mit dem Kind erst dann den gewünschten Erfolg bringt, wenn auch die Eltern ihre eigenen Themen bearbeiten. Dies betrifft beispielsweise die Angst vor schlechten Zeugnissen oder einem Sitzenbleiben oder die Sorgen wegen der »schlechten« Freunde des Kindes. Auch ich musste dies erkennen und zuerst meinen Stress als Mutter bearbeiten, bevor ich meinen Söhnen helfen konnte. Unsere Kinder spiegeln unser eigenes Inneres Kind wider. Sie sind uns also sehr nahe. Aus diesem Grund können wir ihnen am besten helfen, wenn wir zuerst uns selbst helfen.

Wenn wir starke Ängste haben, sollten wir zuerst diese bearbeiten. So werden wir sicherer und können dies auch auf unser Kind übertragen. Sind Kinder traurig, essen sie nicht in normalem Maß oder können sie nicht schlafen, zeigen sich darin unsere eigenen Verhaltensweisen. Bei der Selbstbehandlung geht es nicht um Schuldzuweisungen, sondern um den Blick »hinter die Kulissen«. Die Verhaltensauffälligkeiten der Kinder sind Hilferufe an uns Erwachsene, doch zuerst die eigenen starken Verhaltensmuster zu betrachten. Die Kinder selbst benötigen oft nur einfache Balancen.

Für die Selbstbehandlung schaffen Sie sich eine gemütliche Atmosphäre mit Kerzenlicht und schöner Musik, betrachten alle Equilibrium-Flaschen und formulieren Ihre Frage folgendermaßen:

»Die Lehrerin beklagt sich bei mir, dass mein Sohn (Name) im Unterricht stört. Was sagt mir das, und welche Aura-Soma Flasche hilft mir?«

»Mein Sohn (Name) hat so schlechte Noten, dass er bald die Schule wechseln muss. Welche Aura-Soma Flasche hilft mir?«

»Mein 16-jähriger Sohn (Name) ist extrem traurig und leidet seit einiger Zeit an Tinnitus. Was sagt mir das, und welche Aura-Soma Flasche hilft mir?«

»Bei meinem Sohn (Name) ist ADS diagnostiziert worden. Er lässt sich einfach nichts sagen, kann nicht lernen und ist extrem unruhig. Was sagt mir das, und welche Aura-Soma Flasche hilft mir?«

»Mein Sohn (Name) schlägt andere Kinder. Was sagt mir das, und welche Aura-Soma Flasche hilft mir?«

»Meine Tochter (Name) hat einen Unfall gehabt und ist schwer verletzt. Ich bitte um Befreiung von dieser emotionalen Belastung. Welche Aura-Soma Flasche hilft mir?«

Wenn unser Kind krank ist, tragen wir eine schwere emotionale Belastung und sind oft blockiert. Die Farben der Equilibrium-Flaschen können helfen, einen eigenen Weg für den Umgang mit Erkrankungen zu finden. Die Eltern können dann wieder klar denken, fühlen und das Richtige wahrnehmen. Alles, was uns an unserem Kind belastet, können wir formulieren und bearbeiten. Die Aura-Soma Flaschen zeigen, welche Kraft bzw. Wahrheit wir selbst entwickeln können, um unserem Kind optimal zu helfen. Unsere Kinder können uns durch ihr Verhalten helfen, eigene Kraft zu erlangen.

Ich rate jeder Mutter und jedem Vater dazu, mit dieser Selbstbehandlungsmethode zu arbeiten, sobald ein Problem mit dem eigenen Kind auftaucht. Unsere Kinder sind sehr eng mit uns verbunden, sodass sie immer auch von unserer persönlichen Arbeit profitieren.

Schwierigkeiten im Beruf

Viele Menschen verbringen mit ihren Arbeitskollegen mehr Zeit als mit ihren Kindern oder ihrem Partner. Der berufliche Stress ist deshalb nicht zu unterschätzen. Wir können berufliche Probleme bearbeiten, indem wir das eigene unbewusste Denken und Verhalten betrachten. Wenn wir arbeiten präsentieren wir uns oft anders als in der Freizeit. Wir vermeiden es, Gefühle zu zeigen, weil wir befürchten, dann als verletzlich oder als nicht belastbar zu gelten. Also zeigen wir uns in unserem beruflichen Umfeld hauptsächlich von unserer Vernunftseite. Beim Mobbing verspürt der Betroffene extreme Belastungen, die auf das Gemüt schlagen. Stress durchleben wir aber auch, wenn wir das Gefühl haben, unterbezahlt zu sein oder uns in einer Konkurrenzsituation durchsetzen zu müssen.

Bei beruflichen Problemen zeigen uns die Farben stets die Hintergründe unseres Leidens und helfen uns, die negativen Glaubenssätze aufzulösen. Wir erfahren unsere eigene Kraft bzw. Wahrheit, die wir vermeiden zu leben. Lernen wir, diese anzunehmen, sind wir auch im Berufsleben und im Umgang mit unseren Kollegen selbstbewusster und können besser Entscheidungen treffen.

Für die Selbstbehandlung schaffen Sie sich eine gemütliche Atmosphäre mit Kerzenlicht und schöner Musik, betrachten alle Equilibrium-Flaschen und formulieren Ihre Frage:

»Meine Kollegin wirft mir ständig vor, was ich falsch mache. Dadurch werde ich immer unsicherer. Ich bitte um Befreiung von dieser emotionalen Belastung. Welche Aura-Soma Flasche hilft mir?«

»Mein Chef ignoriert meine Arbeit oder verwechselt mich sogar mit einem andern Kollegen, obwohl ich alles erledige. Ich könnte platzen vor Wut. Ich bitte um Befreiung von dieser emotionalen Belastung. Welche Aura-Soma Flasche hilft mir?«

»Meine Kollegen machen sich über mich lustig. Ich fühle mich als Außenseiter. Ich bitte um Befreiung von dieser emotionalen Belastung. Welche Aura-Soma Flasche hilft mir?«

»Ich möchte endlich einen Beruf finden, der mich richtig ausfüllt und mir Freude macht. Aber ich weiß nicht, welcher Beruf das sein könnte. Welche Aura-Soma Flasche hilft mir?«

»Ich habe einfach keinen Erfolg im Beruf, obwohl ich mich sehr anstrenge. Alles ist so schwer. Welche Aura-Soma Flasche hilft mir?«

Wenn Sie herausfinden wollen, wie Sie beruflich erfolgreicher werden, hilft Ihnen die Wunderfrage (siehe S. 28). Alternativ können Sie sich fragen, wann Sie bereits Erfolg hatten und viel Geld verdienten. Vielleicht fällt Ihnen dann z. B. ein, dass Sie als Kind auf Trödelmärkten Ihre Sachen immer sehr gut verkauft haben, weil Sie so mit viel Freude reden konnten. Auf Ihr Erwachsenenleben übertragen bedeutet dies vielleicht, dass Sie in einem Beruf mit Kundenkontakt arbeiten sollten. Beginnen Sie Ihre Selbstbehandlung mit dem Satz:

»Ich möchte gerne mein Talent in meinem Beruf voll ausleben, aber dies ist momentan unmöglich. Ich sehe keine Chance, etwas zu verändern. Welche Aura-Soma Flasche hilft mir?«

Durch die Erinnerungen an positive und erfolgreiche Erlebnisse werden Ihnen Ihre Talente bewusst. Sie sollten daher Ihren Beruf so wählen, dass Sie Ihre Talente besser ausleben und einbringen können.

Krankheitssymptome

Krankheiten sind immer Botschaften des Körpers. Krankheiten zeigen uns wie eine Alarmanzeige im Auto, dass »im System« etwas nicht in Ordnung ist. Wenn wir auf unseren Körper hören, können wir durch die Selbstbehandlung mit den Farben und den Übungen auch Heilprozesse einleiten oder ärztliche Behandlungen unterstützen. Dabei ist es wichtig, sich nicht unter Erfolgsdruck zu setzen. Heilung findet auf Wegen statt, die wir oft nicht erfassen können. Manchmal braucht die Heilung einer Krankheit viel Zeit, weil sich hinter den Erkrankungen unbearbeitete Themen verstecken. Wir sollten daher nicht den Mut und das Vertrauen verlieren, wenn sich keine rasche Heilung einstellt. Die Folgen schwerer Unfälle oder unheilbare Krankheiten verursachen natürlich enorme seelische Belastungen. Die Übungen der Selbstbehandlung dienen dazu, uns energetisch und emotional auszubalancieren. Mit der Kraft der inneren Bilder können wir schwere Belastungen erleichtern und vielleicht auch Krankheitssymptome verbessern. Auch Rückenprobleme oder Bandscheibenvorfälle können mit der Selbstbehandlung bearbeitet werden. Versuchen Sie zu erkennen, welches Thema hinter Ihrer Verletzung steckt.

Wenn wir eine Grippe auskurieren, sind wir für die Selbstbehandlung oft zu geschwächt. Wenn wir uns jedoch stark genug fühlen und auch »Lust haben«, können wir die Selbstarbeit aufnehmen und die Farben befragen. Diese Arbeit wirkt beschleunigend auf den Heilprozess. Auch Hautprobleme, wie z. B. Warzen oder Ausschläge, geben uns aufschlussreiche Hinweise zur Anregung des Heilungsprozesses. Wir können jedes Krankheitssymptom annehmen und daraus etwas über uns erfahren oder etwas klären.

Die Aura-Soma Flasche zeigt uns bei körperlichen Symptomen und Beschwerden, mit welchem negativen Gedanken wir uns selbst verletzen oder uns Leid zufügen, sodass wir auch unseren Körper einschränken. Durch das Auflösen unseres negativen Selbstbildes können wir unsere Wahrheit bzw. Kraft wieder leben, sodass körperliche Heilung stattfindet.

Wenn Sie also Ihren Heilungsprozess unterstützen möchten und sich von Herzen eine Heilung wünschen, schaffen Sie sich eine gemütliche Atmosphäre mit Kerzenlicht und schöner Musik, betrachten Sie alle Equilibrium-Flaschen und befragen Sie diese:

»Ich habe regelmäßig starke Migräneanfälle. Ich wünsche mir von Herzen, wieder gesund zu werden. Welche Aura-Soma Flasche hilft mir?«

»Meine Haut ist stark gerötet und juckt immer, wenn ich geduscht habe. Ich wünsche mir von Herzen, wieder gesund zu werden. Welche Aura-Soma Flasche hilft mir?«

»Ich habe Bluthochdruck und Herzprobleme. Ich wünsche mir von Herzen, wieder gesund zu werden. Welche Aura-Soma Flasche hilft mir?«

»Ich habe mir ein Bein gebrochen und muss drei Wochen im Krankenhaus liegen. Ich wünsche mir von Herzen, wieder gesund zu werden. Welche Aura-Soma Flasche hilft mir?«

»Ich habe einen Bandscheibenvorfall und soll operiert werden. Ich wünsche mir von Herzen, wieder gesund zu werden. Welche Aura-Soma Flasche hilft mir?«

»Ich habe morgens vor der Arbeit Magenschmerzen. Ich wünsche mir von Herzen, wieder gesund zu werden. Welche Aura-Soma Flasche hilft mir?«

Wie bei allen anderen Themen ist es bei der Bearbeitung von körperlichen Symptomen sehr wichtig, dass Sie sich beobachten, damit Sie auch weitere mit dem Symptom zusammenhängende Themen erkennen (siehe dazu S. 30f.)

Gewichtsprobleme

Wenn wir uns zu dick oder zu dünn fühlen, sind wir im Kontakt mit anderen Menschen oft unsicher. Wir vergleichen uns mit anderen, attraktiver erscheinenden Menschen. So gibt es keine Herzensbeziehung, weder zu uns selbst noch zu anderen Menschen. Wir wollen immer besser sein, sind neidisch auf andere oder wollen etwas Besonderes sein. Bei Unter- oder Übergewicht speichern wir Stress, der durch das Gehemmtsein entsteht. Wir fühlen uns nicht wohl in unserer Haut und hören zu viel auf andere Menschen. Doch so zu leben ist sehr anstrengend und kräftezehrend. Irgendwann müssen wir dieses Verhalten aufgeben. Die einen lassen sich gehen und nehmen zu, andere übertreiben Diäten oder Sport und werden krank. In beiden Extremen befinden wir uns nicht in unserer Mitte, obwohl es doch ausreicht, auf eine ausgewogene Ernährung und Bewegung zu achten, damit wir unser Idealgewicht erreichen oder halten können. Wenn wir mit uns selbst im Gleichgewicht sind, spüren wir unser natürliches Bedürfnis nach Bewegung, und wir essen auch nur so viel, wie unser Körper braucht.

Das Kernthema bei Unter- oder Übergewicht oder bei dem inneren Druck, immer gut aussehen zu müssen, ist stets dasselbe: Wir leiden unter dem Stress, nicht authentisch zu sein. Unsere Aura-Soma Flasche zeigt uns bei diesem Thema, welches negative Selbstbild uns in Hemmungen festhält. Die Wahrheit, die uns die Farben offenbaren, möchte auf individuelle Art und Weise ausgedrückt werden. Wenn wir das negative Selbstbild auflösen, bauen wir unsere Hemmungen ab und finden zu einer Leichtigkeit, die sich auch körperlich zeigt.

Auch bei diesem Thema ist die Beobachtung unserer Reaktion auf die Selbstbehandlung wichtig. Vielleicht sind wir aggressiver oder ständig müde. Wir sollten dies beachten und an diesem Thema weiterarbeiten. Außerdem ist es wichtig, sich in sich selbst hineinzufühlen und zu spüren, ob wir wirklich von Herzen gerne abnehmen oder zunehmen wollen.

Für die Selbstbehandlung schaffen Sie sich eine gemütliche Atmosphäre mit Kerzenlicht und schöner Musik, betrachten alle Equilibrium-Flaschen und formulieren Ihre Frage beispielsweise:

»Ich bin zu dick! Dadurch fällt es mir schwer, mich zu bewegen. Außerdem kann ich keine schöne Kleidung tragen und fühle mich hässlich. Ich möchte so gerne abnehmen. Welche Aura-Soma Flasche hilft mir?«

»Ich bin viel zu dünn. Männer finden mich uninteressant. Ich möchte so gerne etwas weiblicher wirken. Welche Aura-Soma Flasche hilft mir?«

»Ich bin zu dick und schäme mich sehr, mich in der Öffentlichkeit zu zeigen. Ich möchte gerne ein paar Kilo abnehmen. Welche Aura-Soma Flasche hilft mir?«

»Ich muss extrem viel Sport treiben, sonst würde ich sofort einige Kilo zunehmen. Es ist immer so anstrengend. Ich möchte gerne ohne so viel Sport schlank bleiben. Welche Aura-Soma Flasche hilft mir?«

Es braucht manchmal Zeit, bis sich neue positive Muster umsetzen und sichtbar werden. Seien Sie geduldig. Wenn Sie bereits seit vielen Jahren über- oder untergewichtig sind, können Sie nicht erwarten, dass eine Behandlungssitzung sofort alles verändert. Heilung geht viele Wege, doch auch bei Gewichtsproblemen können Sie mit der Selbstbehandlung Ihre Mitte finden und Ihr Idealgewicht erreichen.

Angst und Panik

Ängste und Panikattacken können unser ganzes Leben blockieren. Wir können dann nicht mehr arbeiten oder uns vertrauensvoll auf andere Menschen einlassen. Ängste zeigen sich aber auch darin, dass wir nicht wissen, was wir wollen, und begonnene Projekte nicht beenden. Besonders intensiv verspüren wir Ängste, wenn wir uns präsentieren wollen oder in einer Prüfung beweisen müssen. Dabei ist es normal, Ängste zu haben. Ängste warnen uns vor echten Gefahren. Doch wenn wir von ihnen überwältigt werden, sind wir kaum noch in der Lage, etwas zu tun und unser Leben normal weiterzuführen. Die Ursache von starken Ängsten ist Unsicherheit, doch Angstanfälle verstärken die Unsicherheit noch. Wenn die Angst oder eine Panikattacke uns überwältigt, fühlen wir uns, als würde uns »der Boden unter den Füßen weggezogen«. In solchen Momenten verlieren wir die Kontrolle über unser Denken und Fühlen, und wir sind zutiefst verunsichert.

Die Selbstbehandlung mit Aura-Soma eignet sich besonders gut zur Auflösung von Ängsten und dazu, die innere Sicherheit zurückzugewinnen. Wir übernehmen Selbstverantwortung, sobald wir den eigenen inneren Bildern und der Arbeit mit uns vertrauen. Wir akzeptieren uns und bekommen ein tiefes Vertrauen zu uns. Niemand kann uns in diesen schwierigen Momenten so gut helfen wie wir selbst.

Die Aura-Soma Flasche zeigt uns bei diesem Thema, welche Wahrheit bzw. Kraft wir verleugnen. Wir erkennen unseren negativen Gedankengang, der uns schwach und ohnmächtig werden lässt. Durch das Auflösen dieses negativen Selbstbildes erhalten wir wieder Macht über uns, weil wir unsere Wahrheit erkennen und annehmen können.

Für die Selbstbehandlung schaffen Sie sich eine gemütliche Atmosphäre mit Kerzenlicht und schöner Musik, betrachten alle Equilibrium-Flaschen und formulieren Ihre Frage beispielsweise:

»Ich habe starke Angst, wenn ich vor einer Gruppe sprechen soll. Ich bitte um Befreiung von dieser emotionalen Belastung. Welche Aura-Soma Flasche hilft mir?«

»Ich habe Panikattacken, wenn ich an einer Kasse stehe. Ich bitte um Befreiung von dieser emotionalen Belastung. Welche Aura-Soma Flasche hilft mir?«

»Ich kann mich sehr schlecht entscheiden, weil ich immer denke, dass ich etwas Wichtiges übersehe. Ich bitte um Befreiung von dieser emotionalen Belastung. Welche Aura-Soma Flasche hilft mir?«

»Ich zittere stark und bekomme Schweißausbrüche, sobald ich Verantwortung übernehmen soll. Ich bitte um Befreiung von dieser emotionalen Belastung. Welche Aura-Soma Flasche hilft mir?«

»Ich habe eine Spinnenphobie. Ich bitte um Befreiung von dieser emotionalen Belastung. Welche Aura-Soma Flasche hilft mir?«

»Ich kann mit meinem Auto nicht auf der Autobahn fahren, weil ich immer denke, dass ich mich verfahre und nicht mehr zurückfinde. Ich bitte um Befreiung von dieser emotionalen Belastung. Welche Aura-Soma Flasche hilft mir?«

Formulieren Sie das Verhalten, das Sie am meisten an Ihnen stört, in einem Satz. Körperliche Störungen wie Zittern und Schweißausbrüche sind immer mit emotionalem Stress verbunden. Diesen Stress müssen Sie auflösen, dann können Sie wirklich klar denken und sind selbstsicher. Auch Probleme bei der Entscheidungsfindung und Orientierungsschwierigkeiten sind auf Angst und Unsicherheit zurückzuführen. Es ist die Angst, Verantwortung zu übernehmen, die durch die kontinuierliche Selbstbehandlung gelindert werden kann.

Haustiere

Jedes Haustier ist auf emotionaler Ebene sehr eng mit uns verbunden. Unsere Kommunikation mit ihm findet über Gefühle und Emotionen statt. Wenn wir unter einem Problem mit unserem Haustier leiden, können wir eigene emotionale Themen entdecken und klären. Wenn unser Hund sich beispielsweise sehr aggressiv gegenüber anderen Hunden verhält, geraten wir selbst auch in Angst. Wir wissen nie, ob er den anderen Hund verletzt oder selbst verletzt wird. Zudem macht uns die Reaktion des anderen Hundehalters Angst oder vielleicht sogar aggressiv. An diesem Beispiel können wir erkennen, dass das Verhalten unseres Tieres emotional etwas in uns auslöst. Die Angst und die Unsicherheit, die wir selbst in uns tragen, werden durch das Verhalten unseres Haustiers verdeutlicht. Wenn wir sicher sind, strahlen wir Vertrauen aus und unser Hund wird sich ungefährlich verhalten. Auch wenn das Tier krank ist, leiden wir mit. Oft sind wir dann froh, wenn der Tierarzt schnelle Hilfe leistet. Wir wissen nicht, was los ist, und das macht uns unsicher. Doch können gerade unsere Tiere Botschafter für uns sein.

Wenn wir durch das Verhalten oder durch eine Krankheit unseres Tieres selbst leiden, können wir durch die Farben der Equilibrium-Flaschen unsere Gefühlsbelastung erkennen und verstehen. Indem wir unseren negativen Glaubenssatz auflösen, verstehen wir, wie es unserem Tier geht und was ihm fehlt.

Ich möchte dies an einem Beispiel erläutern. Mein Hund humpelte nach dem Joggen sehr stark, obwohl er erst sechs Jahre alt war. Mich belastete dies sehr, weil ich dachte, dass er eine Gelenkkrankheit hätte. Bei der Arbeit mit den Equilibrium-Flaschen erkannte ich meinen Glaubenssatz. Ich dachte, dass ich viel arbeiten muss und keine Zeit für Erholung und Spaß habe. Mir wurde klar, dass es in unserem Zuhause keine Spielsachen für meinen Hund gab. Er hatte keine Möglichkeit, uns zu zeigen, dass er mit uns spielen will. Tiere reagieren durch Krankheiten oder ihr Verhalten auf etwas, was wir selbst noch nicht erkannt haben. Mir selbst wurde durch meinen Hund bewusst, dass ich zu viel arbeite, zu wenig »spielte« und nicht nur meinen Hund vernachlässigte. Sein Humpeln zeigte mir meine »Schwere«. Durch die Selbstbehandlung können wir lernen, unser Haustier zu verstehen und es sogar zu heilen. Es entsteht eine tiefe Dankbarkeit und Achtung gegenüber unserem Haustier. Wir verbinden uns noch bewusster mit der Natur.

Für die Selbstbehandlung schaffen Sie sich eine gemütliche Atmosphäre mit Kerzenlicht und schöner Musik, betrachten alle Equilibrium-Flaschen und formulieren das Thema wie folgt:

»Mein Hund greift immer andere Hunde an. Dies belastet mich sehr. Welche Aura-Soma Flasche hilft mir?«

»Meine Katze wird immer dicker und geht nicht mehr vor die Tür. Dies belastet mich sehr. Welche Aura-Soma Flasche hilft mir?«

»Mein Hund bettelt häufig und schaut mich traurig an. Ich kann es nicht lassen, ihm etwas von meinem Essen zu geben, auch wenn er dadurch immer dicker wird. Welche Aura-Soma Flasche hilft mir?«

»Ich habe innerhalb der letzten zwei Jahre schon den dritten Vogel gekauft. Meine Vögel sterben, obwohl sie noch so jung sind und ich sie ganz normal versorge. Dies belastet mich sehr. Welche Aura-Soma Flasche hilft mir?«

»Meine Katze leidet unter einer Hautkrankheit, sodass sie sich ständig wund kratzt. Dies belastet mich sehr. Welche Aura-Soma Flasche hilft mir?

Register belastender und einschränkender Symptome

Flasche Nr. 0	Mangelndes Urvertrauen; Angst vor dem Sterben oder dem Tod; Angst vor Kontakt mit Menschen; Depression/Rückzug; Unterleibsbeschwerden und Schmerzen in den Fortpflanzungsorganen
Flasche Nr. 1	Schlafstörungen; sich verlassen fühlen; Hilflosigkeit; Unruhe
Flasche Nr. 2	Konzentrationsschwierigkeiten; Unsicherheit; sich beeinflussen lassen
Flasche Nr. 3	Konkurrenzkampf; Unterwürfigkeit; Angeberei
Flasche Nr. 4	Pessimismus; Enttäuschung; Lustlosigkeit
Flasche Nr. 5	Gefühle unterdrücken; schüchtern und gehemmt sein; übertriebenes »Lustig-sein«
Flasche Nr. 6	Überforderung; Widerstand/Wut; sich von der Arbeit getrieben fühlen
Flasche Nr. 7	Angst vor Neuem; Nervosität; Verwirrung
Flasche Nr. 8	Keine eigene Meinung oder Standpunkt haben; manipulierbar sein; Angst, die eigene Meinung zu vertreten
Flasche Nr. 9	Das »falsche« Gesicht zeigen; eine Rolle spielen; Gruppenzwang
Flasche Nr. 10	Schuldgefühle/Scham; übertriebene Bescheidenheit; Herzbeschwerden
Flasche Nr. 11	Sich wie ein Außenseiter verhalten oder sich als solcher fühlen; sich selbst unwichtig fühlen
Flasche Nr. 12	Überzeugungszwang; Befehlen- oder Bestimmen-Wollen; Rücksichtslosigkeit; den eigenen Willen durchsetzen, allgemeine Schmerzen

Flasche Nr. 13	Gleichgültigkeit; Blackout
Flasche Nr. 14	Unentschlossenheit; mangelnder Überblick
Flasche Nr. 15	Verlust einer Beziehung; Körperkontakt nicht zulassen können; in platonischer Liebe schwelgen; körperliche Beziehung kommt nicht zustande; sich alt fühlen
Flasche Nr. 16	Feststecken, Traurigkeit, Orientierungslosigkeit
Flasche Nr. 17	Kein Vertrauen in andere Menschen; sich anderen Menschen nicht anvertrauen
Flasche Nr. 18	Zwanghaft mit Menschen Kontakt aufnehmen
Flasche Nr. 19	Sich verletzt oder angegriffen fühlen; Existenzängste; Hüftprobleme oder Schmerzen am Steißbein
Flasche Nr. 20	Sich für andere aufopfern; sich gehetzt fühlen
Flasche Nr. 21	Liebe an Äußerlichkeiten festmachen; durch körperliche Äußerlichkeiten beeinflussbar sein
Flasche Nr. 22	Trennung; betrogen werden, enttäuschte Liebe; emotionale Verunsicherung
Flasche Nr. 23	Suchthandlung; selbstzerstörerisches Verhalten
Flasche Nr. 24	Helfersyndrom
Flasche Nr. 25	Respektlosigkeit; sich für andere verausgaben
Flasche Nr. 26	Geschockt und sprachlos sein, emotional aufgewühlt sein; »außer sich« sein; Verdauungsprobleme
Flasche Nr. 27	Allgemeine Blockaden; sich im Tatendrang ablenken lassen; allgemeine Allergien; Grippe
Flasche Nr. 28	Grübeln; Antriebslosigkeit; Bewegungsmangel; Gelenkbeschwerden
Flasche Nr. 29	Überaktivität; sich nicht entspannen können; keine Ruhe finden
Flasche Nr. 30	Wutausbruch; Sinnlosigkeit; vom eigenen Glauben abkommen
Flasche Nr. 31	Minderwertigkeitsgefühl
Flasche Nr. 32	Keinen Spaß verstehen können; sich ausgelacht fühlen; nicht über sich selbst lachen können; eigene spontane Gefühle nicht ernst nehmen; Blasenprobleme

Flasche Nr. 33	Kommunikationsschwierigkeiten; Kontaktschwierigkeiten; sich damit überfordert fühlen, Kontakte zu pflegen
Flasche Nr. 34	Ideenlosigkeit; Langeweile; Schwierigkeit, eine neue Tätigkeit zu finden
Flasche Nr. 35	Unzufriedenheit; Zweifel; Nörgeleien
Flasche Nr. 36	Streitzwang; Misstrauen
Flasche Nr. 37	Sich bestraft und unwürdig fühlen; Probleme verursachen; sich »schmutzig« fühlen
Flasche Nr. 38	Sich für das Wohl anderer Leute verantwortlich fühlen; sich das Problem anderer Leute aneignen; sich in das Leben anderer einmischen; andere Menschen »verbessern« wollen; aufgewühlt sein
Flasche Nr. 39	Prüfungsangst; eigenes Wissen und Können zu streng beurteilen; Angst vor Wissenslücken; zwanghaft gut sein wollen
Flasche Nr. 40	Geldmangel; arbeitsunfähig; Angst vor Anforderungen
Flasche Nr. 41	Unglücklich sein; erfolglos sein; Angst vor Erfolg; Mobbing
Flasche Nr. 42	Sich nicht beachtet fühlen; sich »blenden« lassen; um Anerkennung kämpfen
Flasche Nr. 43	Unnahbarkeit/Gefühlskälte; freundschaftliche Beziehungen einschränken; zu viel Rücksichtnahme
Flasche Nr. 44	Sich ausgeliefert und ungeschützt fühlen; Ratlosigkeit; negativ beeinflussbar sein
Flasche Nr. 45	Schwierigkeiten, anderen zuzuhören; sich unter Freunden unwohl fühlen
Flasche Nr. 46	Sich selbst quälen; ständig sich selbst in Frage stellen
Flasche Nr. 47	Kopfschmerzen; Ideenlosigkeit; »Geschmacklosigkeit«; allgemeine Augenprobleme
Flasche Nr. 48	Gewichtsprobleme; Überzeugungszwang
Flasche Nr. 49	Partnerschaftsprobleme; sexuelle Probleme
Flasche Nr. 50	Angst und Panik; kopflastig sein
Flasche Nr. 51	Extreme Gefühlsschwankungen

Flasche Nr. 52	Lampenfieber; sich keinen Luxus gönnen
Flasche Nr. 53	Den Wert eigener Leistungen nicht einschätzen können; angemessenes Honorar nicht einfordern; ungerecht handeln und behandelt werden
Flasche Nr. 54	Sich verloren fühlen; nicht gesehen werden; keine gleichgesinnten Menschen finden
Flasche Nr. 55	Sich gelähmt fühlen; Mutlosigkeit; keine Energie mehr haben
Flasche Nr. 56	Kritiksucht; Trennungswunsch; Veränderungswunsch
Flasche Nr. 57	Allgemeine Krankheitssymptome; keine Hilfe annehmen können
Flasche Nr. 58	Verbissenheit; Muskelverspannung; allgemeine Zahnprobleme
Flasche Nr. 59	Projekte nicht beenden können
Flasche Nr. 60	Schreckhaft sein; Knieprobleme
Flasche Nr. 61	Angst vor dem Risiko; extremes Sicherheitsbedürfnis
Flasche Nr. 62	Halsbeschwerden; Schwierigkeiten, zu reden; »Kloß« im Hals
Flasche Nr. 63	Nie Zeit haben; andere unter Druck setzen
Flasche Nr. 64	Eifersucht; sich vernachlässigt fühlen; Missgunst
Flasche Nr. 65	Sich lebensunfähig fühlen; absolute Niederlage empfinden; sich völlig zerstört fühlen; Rückenbeschwerden/Bandscheibenbeschwerden
Flasche Nr. 66	Schwindel; sich ungerecht behandelt fühlen
Flasche Nr. 67	Hautprobleme; Übersensibilität
Flasche Nr. 68	Ständiges Kämpfen; glauben, kämpfen zu müssen; immer das letzte Wort haben wollen
Flasche Nr. 69	Häufiges Umziehen; weglaufen wollen
Flasche Nr. 70	Weinen; Sehnsucht
Flasche Nr. 71	Als Verlierer dastehen
Flasche Nr. 72	Zittern; feuchte Hände; Angstschweiß
Flasche Nr. 73	Alkoholmissbrauch; Nikotinsucht
Flasche Nr. 74	Sich verzetteln; Projekte nicht zu Ende bringen

Flasche Nr. 75	Zu viel essen; Kaufzwang
Flasche Nr. 76	Heimweh; Angst, (allein) zu verreisen; Katzenallergie
Flasche Nr. 77	Langeweile
Flasche Nr. 78	Scheidung; Trennung; Tod; extreme seelisch-geistige Überforderung
Flasche Nr. 79	Langeweile in der Partnerschaft; den Partner unbedingt verändern wollen
Flasche Nr. 80	Wut auf andere Menschen; sich hintergangen fühlen
Flasche Nr. 81	Sich für andere »verbiegen«; Kieferknacken; schiefe Wirbelsäule
Flasche Nr. 82	Sich in die Enge treiben lassen; starke Zuneigung nicht ertragen können; niemand darf »zu nahe« kommen
Flasche Nr. 83	Sich von der eigenen äußeren Erscheinung, auch dem Outfit, abhängig machen; Angst vor Auftritten in der Öffentlichkeit; Wissen nicht präsentieren können
Flasche Nr. 84	Den eigenen Körper überfordern, ständig krank sein; Medikamentenabhängigkeit
Flasche Nr. 85	keine Gefühle zeigen, »Cool« sein müssen; den eigenen Körper nicht mögen; sich nicht nackt zeigen können; Hemmungen
Flasche Nr. 86	Zu starkes Mitleid; Mandelentzündung; Schwierigkeiten, Menschen zuzuhören, wenn Sie von ihren erzählen; Ohrenbeschwerden
Flasche Nr. 87	Sich anderen aufdrängen; Abhängigkeit, anderen nahe zu sein
Flasche Nr. 88	Von Vorschriften eingeengt sein; unnatürliches und zu angepasstes Verhalten; Husten
Flasche Nr. 89	Körperlich völlig ausgelaugt sein; verschwinden wollen; Für sich selbst nicht kämpfen können
Flasche Nr. 90	Prahlerei; Lügen; extremer Selbstwertmangel
Flasche Nr. 91	Sich blamiert fühlen; der eigenen Wahrnehmung nicht trauen
Flasche Nr. 92	Unbedingt beliebt sein wollen; kindliches Verhalten
Flasche Nr. 93	Vorschlägen anderer misstrauen; sich menschlich verstoßen fühlen
Flasche Nr. 94	Dem eigenen Erfolg misstrauen; Wünsche erfüllen sich nicht

Flasche Nr. 95	Ungeduld; nicht beginnen oder loslegen können; wegen einer Blockade beschimpft werden
Flasche Nr. 96	Eigene Partnerschaft anzweifeln; große Meinungsverschiedenheiten in der Partnerschaft
Flasche Nr. 97	Ideen und Wünsche sofort realisieren wollen; ständiges Nachdenken, was als Nächstes zu tun ist; Glaube, alles falsch gemacht zu haben
Flasche Nr. 98	Schwierigkeiten, zu eigener neuer Verhaltensweise zu stehen; sich selbst fremd sein; eigenen neuen Standpunkt immer wieder anzweifeln
Flasche Nr. 99	Trägheit; Faulheit; keinen Spaß verstehen können
Flasche Nr. 100	Hoffnungslosigkeit; »Schwarz-Weiß-Denken«; nur Leid sehen
Flasche Nr. 101	Sich von anderen ablenken lassen; anderen ständig das Wort überlassen; anderen zu viel Raum lassen
Flasche Nr. 102	Niemand redet mit mir; mir fallen keine Worte ein; meine Gespräche laufen ins Leere
Flasche Nr. 103	Erfolg anderer nicht akzeptieren können; Skepsis, was den Erfolg anderer betrifft; Optimismus anderer Leute nicht ertragen können; Vertrauensbruch
Flasche Nr. 104	Liebe und Freudengefühl nicht ausdrücken können; bereuen, Gefühle ausgedrückt zu haben; sich immer kontrolliert verhalten
Flasche Nr. 105	Burn-out-Syndrom; abhängig von Arbeit; abhängig von einer bestimmten Tätigkeit, die Freude macht; immer das Gleiche unternehmen
Flasche Nr. 106	Nicht an wahre Liebe glauben; Partnerschaften anderer »in den Dreck ziehen«; keinen klaren Gedanken finden, was Partnerschaft und Liebe betrifft

Literatur

Stokes, Gordon und Whiteside, Daniel: Tools of the Trade. 12. Auflage. Freiburg im Breisgau 2006.

Wall, Vicky: Aura-Soma. Das Wunder der Farbheilung und die Geschichte eines Lebens. 1. Aufl. der überarbeiteten, erweiterten Fassung, ergänzte und kommentierte Neuausgabe. Freiburg im Breisgau 2006.

Rebilas, Iris und Booth, Mike: Aura-Soma. Duftessenzen und Raumsprays. Pomander, Quintessenzen und ArchAngeloi - Düfte und Farben für Harmonie und Wohlbefinden, Freiburg im Breisgau 2005.

Powers, Rhea: Aufruf an die Lichtarbeiter. Planegg 1989.

Ruland, Jeanne: Die Gegenwart der Meister. Darmstadt 2001.

Ruland, Jeanne: Krafttiere begleiten dein Leben. Darmstadt 2004.

Eker, T. Harv: So denken Millionäre. Die Beziehung zwischen ihrem Kopf und ihrem Kontostand. Kulmbach 2007.

Danksagung

Ich bin zutiefst dankbar, dass dieses Buch entstanden ist!

Als Erstes danke ich allen Lichtwesen, die mir Bilder und »Zufälle« schicken, damit ich Kraft und vor allem Mut habe, meinen Weg zu gehen. Auch meinem verstorbenen Vater danke ich für seinen »Beweis«, dass es tatsächlich eine Geistwelt gibt, die sich unseren Sinnen bemerkbar machen kann.

Einen herzlichen Dank an den Schirner Verlag, bei dem ich mich von Anfang an sehr wohl fühlte und mein »drittes Kind« gut aufgehoben sah.

Einen lieben Dank an meine ehemaligen Klienten, die ich so plötzlich sich selbst überlassen musste. Sie unterstutzten mich sehr, indem sie meine ersten Entwürfe für die Selbstbehandlung annahmen und mir von ihren Fortschritten, aber auch Schwierigkeiten berichteten.

Meinen Freundinnen Sonja, Alexa, Sieglinde, Elke, Anneli, Ruth, Beate H., Gabi L., Heike, Dominique, Dorothee und Steffi danke ich sehr für unsere lustigen Treffen und tiefgründigen Gespräche sowie ihre ganz persönlichen Unterstützungen. Seien es das herzliche Zuhören und wahre Mitgefühl, das Modellstehen oder die schönen Aufenthalte in Wien und Brüssel. Auch die bodenständigen, kaufmännischen und computertechnischen Ratschläge und Hilfen oder die Hingabe und das Ausprobieren meiner Methode waren mir eine große Hilfe.

Des Weiteren möchte ich mich sehr herzlich bei Iris Rebilas und Constanze Sträter bedanken, die mir mit ihrer Firma Camelot, Colour & Light, Farb- und Duftessenzen GmbH und als Vertreter für Aura-Soma Deutschland in allem ihre volle Unterstützung gaben.

Vicky Wall danke ich sehr dafür, dass sie Aura-Soma geschaffen hat, und Daniel Whiteside sowie Gordon Stokes danke ich dafür, dass sie das wunderbare Handwerkzeug Three in One Concepts® entwickelten.

Meiner Mutter danke ich für ihre Hilfsbereitschaft und meiner Schwester dafür, dass sie mir trotz großer Unterschiede ihre Verbundenheit zeigt.

Mein ganz besonderer Dank gilt meinem Mann Theo, der mir immer zur Seite steht. Durch seine persönliche Bereitschaft, sich auf meine Methode zur Arbeit mit Aura-Soma und Kinesiologie einzulassen, hat er mir sehr geholfen, mein Vertrauen immer mehr zu festigen. Meinen Söhnen Gregor und Elmar möchte ich dafür danken, dass sie mit 18 und 17 Jahren mir auch heute noch zeigen, dass sie voll und ganz hinter meiner Arbeit mit Aura-Soma stehen.

Last but not least danke ich meinem Hund Charly, dass er mich begleitet.

Ich wünsche mir, dass dieses Buch vielen Menschen hilft!

Hinweis

Dieses Buch richtet sich an Menschen, die bereit sind, Eigenverantwortung für ihre persönlichen Probleme zu übernehmen. Allein durch die Bereitschaft ehrlich zu sich selbst zu sein und eigene Verhaltensmuster zu erforschen, werden Bewusstseinsprozesse in Gang gesetzt, die Erleichterung schaffen. Dadurch werden Heilungsprozesse unterstützt.

Diese Methode ersetzt allerdings nicht die Behandlungen. Bei Krankheiten oder körperlichen Beschwerden sollte stets ein Arzt konsultiert werden. Für eventuell auftretende Nachteile oder Schäden übernehmen sowohl der Verlag als auch die Autorin keinerlei Haftung. Für die erwähnten Wirkungen und Erfolge kann keine Garantie übernommen werden.

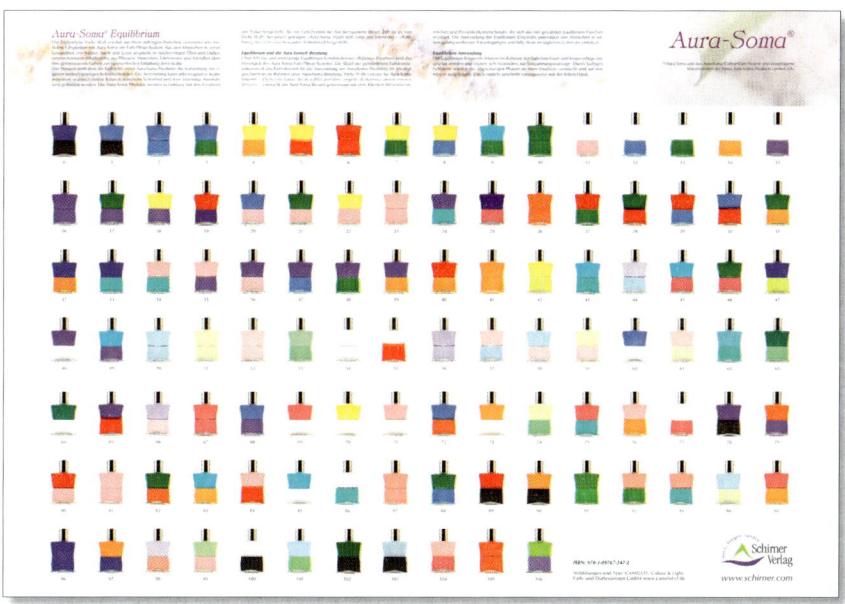

Aura-Soma-Plakat
ISBN: 978-3-89767-347-2; Format: 549 x 420 mm; Preis: 9,95 €

Das passende Plakat zu diesem Buch und weitere ganzheitlichen und spirituellen Publikationen erhalten sie unter: **www.schirner.com**.